HC-0

最新のエビデンスと
ナラティブが今，解き明かす

伝説の歯科医療

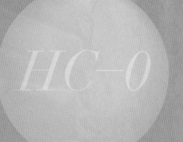

山田康彦　山田桂子

編著―山田晃久

嫌われる職業を選んだ3代目歯科医師の物語

集患・増患なんて不要！　患者さんが行きたがる歯科医院

成功者に語り継がれる伝説の歯科医療

偉大なる歯科医師たちの歯科医療哲学

閉塞，疲弊した歯科医療の未来を拓く！

最新の行動変容理論のエビデンスに基づく歯科医院の仕組み

医歯薬出版株式会社

Prologue プロローグ

語り継がれる"伝説の歯科医療"に感謝の思いを込めて

　歯科大学を卒業し，歯科医師免許を手にした頃の私は，目の前の患者さんの抱えた問題解決のために治療技術を身につけることに日々追われていました．
　そこには知識と技術が足りない"できない自分"がいました．
　でも，いったい何を勉強すればいいのかわからず，むやみに本を読み，模型や歯を削り，技術セミナーを受講しました．
　しかし，いくら本を読んでも，削っても，セミナーを受けても，一向に自分の中の不安が解消されないのです．
　「何かが足りない」
　いつの間にか時間が経ち，患者さんの抱えた問題に応えられるようになると，開業歯科医師として歯科医院経営を考えさせられるようになりました．"経営"という数字に追われ，スタッフに翻弄され，慌ただしい毎日を送るようになりました．
　そこには，治療はできても経営者として未熟な自分がいました．
　経営のセミナーには数知れず通いましたが，どこで習った経営手法も歯科医療としてこれでいいのか？　と，医療倫理と経営との矛盾を感じました．
　同じひとりの歯科医師ですが，治療をする技術提供者としての側面と開業歯科医師という経営者としての側面があるのです．
　多くの歯科医師が"経験"という変化の中でこのような試練の時を迎え，それは歯科医師の成長のプロセスでもあるのです．
　これは決して私だけの経験ではなく，歯科医師が誰でも経験することなのです．
　そんな私は，親子診療という環境の中で父と度々ぶつかるのでした．
　父の存在は歯科医師としての技術や知識，経験の先輩であり，かたや親子という何とも難しい関係にありました．
　父の言葉は，自分なりに一生懸命な私の気持ちに突き刺さり，口惜しさと情けなさが反発心となり抵抗するのです．
　そんなある日，父の書棚の1冊の本に目がとまりました．その本は，表紙はボロボロ，ページは黄ばんで手垢がついた何度も読み返された跡がわかるものでした．
　『A Philosophy of the Practice of Dentistry』"パンキーフィロソフィ"

この本の第1部で自らの人生を語ったパンキー先生の自伝ともいうべき記述は，私の悩みと重なり，読むほどに共感していったのです．
　このような歯科医師の悩み，葛藤は，私にだけあることではなかったのです．
　歯科医療がはじまったころから課せられてきたもので，偉大な過去の歯科医師たちはこの試練を自らの努力によって乗り越え，現在の新しい歯科医療を築いてきたのです．
　私の父の時代1960年代はテレビも十分に普及していない，宅配便もない，東京-大阪間が電車で6時間もかかる時代でした．そんな時代にどのようにして歯科医療を学んだのか？　と考えると，なんと現在は恵まれていることでしょう．当時は，海外に渡航した英語が堪能なごく限られた歯科医師だけが海外の最先端の歯科医療に触れ，大きな刺激を受け，日本の歯科医療の今を創ってきたのです．時代背景を考えるとその努力は計り知れません．
　近年，日本の歯科医療を牽引してきたこうした著名な歯科医師たちが高齢となり，次々とこの世を去っています．
　過去の著名な歯科医師たちが切り拓いた歯科医療は，決して過去のものではありません．
　ただの伝説的偉業ではなく，今に通じる価値ある歯科医療がそこにはあるのです．
　私は，父から歯科医療の多くを学び，多くの著名な歯科医師を知り，多くの影響を受けてきました．
　何も考えず，ただ目の前の患者をこなし，生活のため，稼ぐために働いていた駆け出しの頃を思い出すと恥ずかしくて言葉も出ません．
　でも，その時期を恥ずかしいと思えるようになったことは，とても幸せなことなのだと思うのです．
　近年，歯科医療の技術進歩は目覚ましく，患者さんへの普及によってQOLの改善に大きく貢献しています．ですが，歯科医師や歯科医療従事者が父の時代より幸せな時代になっているか？と考えると「昔は良かった」ときっと言われると思うのです．
　これほど恵まれた環境にありながら，決して良い時代とは言えないのです．
　歯科医療は，残念ながら世の中から決してよい話題とならなくなり，若き歯科医師に，そして次世代への継承にさえ不安を抱かせているのが現状です．
　歯科医療の現状は，急にこのようになったものではありません．今日まで歯科医療が積み上げた結果が今を創っているのです．だからといって過去の歯科医師たちや歯科医師会，行政，制度に文句を言っても，何か変わるとは思えません．
　今，目の前で起きている自分自身の歯科医療の現状は，"自分"が積み上げてきたことの結果

Prologue

なのです．
　私は，歯科医療の師である父から，語り継がれたパンキー先生をはじめとする著名な歯科医師が築いた"伝説の歯科医療"を知りました．
　その教えはひとりの歯科医師として，そして歯科医院の経営者として，乗り越えなければならなかった"壁"にぶち当たるたびに，私に大きな力をくれました．
　歯科医師となり30年となる今，私は開業歯科医師の仕事が楽しくて仕方ありません．
　社会的にみても誇りであり素晴らしい職業だと思うのです．
　なぜこんなに奥深く面白い職業に就こうとする人が減ってしまうのか？
　チーム医療の一員であるはずの歯科技工士や歯科衛生士の離職率が高いのはなぜ？
　こんなに素晴らしい仕事なのに，どうして患者さんは歯科医院を嫌うのでしょう？

「歯科医療って，本当にいい仕事だよ！」
「歯科医院って，行きたくなるところだよ！」

　この本を手にとってくださったあなたの歯科医療を，そして歯科医院をこんなふうに変えることが，この本の使命です．

　見たことも聞いたこともない歴史上の人物のような"伝説の歯科医療"を創った歯科医師たちが残したものに「昔の話」と興味を持てないのもうなずけます．しかし，今，歯科界以外の業界では大企業が過去の記録や書物をきっかけに大きな変革を遂げています．教育においても明治大学教授の齋藤孝先生が『こども孫氏の兵法』や『小学生のための論語』などを出版し爆発的に売れているのです．
　三越伊勢丹ホールディングス社長の石塚邦雄氏は，2008年経営統合に合意する際，三井呉服店を百貨店の三越に変革した日比翁助という先覚者の口述による『商売繁盛の秘訣』という100年も前の書物を2006年に手にし今も通用する内容に驚いたと言います．そこには「昔と今とは商売の仕振が違ってきた」とはじまり「己れ利せんと欲せば，先ず人を利し．己れ達せんとせば，先ず人を達せしめよ．是れ商売の秘訣なり」と記されています．
　元伊勢丹社長の武藤信一社長はこの書物を読み，「すごい本だ」と共感し，心を一つに三越伊勢丹ホールディングスは生まれたと言います．
　閉塞した歯科医療経済も"伝説の歯科医療"に見る"歯科医療の原点"が改革の大きな力と

なるでしょう．

　"伝説の歯科医療"は，ごく限られた歯科医師だけに語り継がれてきました．
　すでに多くの書籍は絶版となり，伝える歯科医師の高齢化も進み，伝えることも難しくなっています．
　"伝説の歯科医療"は決して"時代遅れの過去のもの"ではありません．
　そこには，最新のエビデンスによって解明される，これからの，どのような時代の変化にも耐えうる，歯科医療の根幹となる"哲学"があるのです．
　その哲学が，私の歯科医療哲学を創ったように，あなたの歯科医療を強く逞しく育てることでしょう．

　この本は，私と同じように弱く，時代の流れに押し流されてしまいそうな，孤独な歯科医師の心に響き，成長させ，患者さんを幸せに導く，偉大なる歯科医師たちが伝えた"伝説の歯科医療"への感謝を込めて次世代へ語り継ぐために書きました．

　この本に綴られるたくさんのエピソードは，あなたの歯科臨床のワンシーンであり，その物語（ナラティブ）はあなたの心に届くことでしょう．

　"伝説の歯科医療"は，必ずあなたの歯科医療を，そして歯科医療の未来を明るく照らす光となることでしょう．

2016年12月　山田晃久

Prologue

先ず，隗より始めよと

　父は，私が知る限り一度だけ入院したことがありました．
　数日の入院でしたが，病床の父に，母が「息子に言いたいことはないの？」と言うと急に厳しい視線になり，こんなことを話してくれました．

　「今の歯科界の現状は，今まで歯科医師がしてきたことの結果なんだ．患者さんを見くびった報いだ．患者さんは，歯科医師が本当に誠実か？　真摯な態度か？　ちゃんとみている．素人だから，なんて甘くみたらいけない．常に誠実に，真摯に患者さんに向き合いなさい」

　「先ず，隗より始めよ」とは，遠大な事業や計画を始めるときには，先ずは手近なところから着手するのがいい．また，物事は言い出した者から始めよというたとえ．
　「隗（かい）」とは，中国の戦国時代の人物，郭隗（かく・かい）のこと．
　どうすれば賢者を招くことができるかと燕（えん）の昭王（しょうおう）に問われたときに郭隗が，「まず私のような凡人を優遇することから始めてください．そうすれば優秀な人材が集まってくるでしょう」と言ったという，『戦国策・燕』（紀元前476年）にある故事に基づく．

　患者さんに誠実で真摯な歯科医療を実践しようとするとき，いくつもの現実的障壁に突き当たります．
　例えば，治療に先立ち患者さんにわかりやすく納得していただけるような説明をしたいのですが，現行の医療制度ではいくら時間をかけて患者さんに説明をしたところで，それに見合った報酬はもらえません．話せば話すほど経営的にはマイナスなのです．ここで葛藤が生まれるのですが，多くは「背に腹はかえられない」と患者さんと話す時間を削ります．
　こんなとき，設備や器材，人材や技術，政策や制度に理想を求めがちですが，これらを実現するには多大な負担を強いられるのです．
　いきなり大きな設備投資をしたり，有能な人材を集めようとしたり，政策や制度に反論するのではなく，まずはひとりひとり来院される患者さんに，そして今いる身近なスタッフに対し誠実に，真摯に向き合うことが大切だと父は言うのです．

　父はその思いを誰よりも身近な私に伝えたのです．
　そして，その考えを知った私自身が，実践し，さらに理想とする歯科医療に近づけることが"継承"だと思うのです．

「先ず，隗より始めよと」は，山梨県歯科医師会報に掲載予定だった父，山田康彦の論文タイトル（2012年8月記）で，2015年追悼文として山梨歯報に掲載されたものです．

歯科医療という素敵なステージで

　歯科医療の真実の物語は，とても感動的で，素晴らしいミュージカルのように素敵です．

　私は，この50年ほど，すっかり歯科医療に心奪われて，幸せな日々を患者さんの感謝と希望に満ちた眼差しの中で過ごすことができました．

　感謝は胸一杯で溢れそうです．

　歯科医師と結婚した55年2か月，泣いたことのないほど幸せに満たされていました．

　ともにミュージカルの中に居たのです．

　ある日，講演先で歯科医師の奥様で歯科衛生士の方からこんなお話を聞きました．
「私はこんな小さな世界よりもっと大きな世界に出たい…」

　顎口腔系という小さな範囲ということ？
　そこには硬組織，軟組織，反射機能等々，全身的な健康状態，その方の生活状況から社会に至るまでの今を，そしてそこから世界を……．

　私は主人とともに無限の宇宙までを感じていました．

　歯科医療のもつ愛と，それを愛する患者さんとスタッフをこよなく愛した彼が，歯科医師の皆様に伝えたかったことをお伝えしようと思います．

山田桂子

Prologue

Special Thanks

　この本があなたの手に届いたのは，母であり父，山田康彦の妻であり，ともに歯科医療のステージに立ち続けた山田桂子の思いに他ありません．

　父とともに経験した歯科医療のシーンは，とてもドラマチックなものでした．

　父が他界した後，毎月母のもとに行くたびに話されるその物語（ナラティブ）は，歯科医療の本当の素晴らしさを語っていると感じました．

　その母の思いが，周囲を動かし，私を動かし，こうして書籍となったのです．

　それは，歯科医療に生涯を捧げた父の思いでもあるのです．

　母が，親として，妻として，歯科医療者として，歯科医師である父と私を支え続けてくれることに感謝しています．

　その母の近くでいつも母を気遣い支えてくれる妹の浩子の存在あってこそ，母が元気でいられるものと感謝に堪えません．

　父が出会いを与えてくれた先生方は，どなたも惜しむことなく歯科医療を語り，その情熱は若き歯科医師を奮い立たせました．

　時代をリードしてきた歯科医師は，周囲に大きな影響を及ぼすのです．

　それが，歯科医療の未来を創っていくのです．

　父から与えられた，この偉大な歯科医師たちとの出会いに感謝しています．

　また，臨床の傍ら大量の書籍に埋もれながら作業する私を気遣い，私以上に患者さんと真摯に向き合い，頑張ってくれるスタッフの存在がいかに大切であるかを痛切に感じ，感謝の気持ちでいっぱいです．

　そして，深夜，明け方まで明かりが消えない私を気遣い，そっと見守ってくれた家族に感謝．

この本に関わったすべての方々に………「ありがとうございます」

　この本の執筆にあたり，古くから母の論文，書籍に関わり，今回の書籍出版の機会を与えてくれた医歯薬出版株式会社に感謝するとともに，母の書籍『笑顔と心と会話がつくる素敵な歯科医院　プロフェッショナルサービス＆マナー』（2006年出版）に続きこの本を担当して頂いた大城惟克氏には，父と母の大きな思いを形にするため，その監修に，至らぬ私に温かい期待の言葉をたびたび頂き，慌てず騒がず原稿の完成を待って頂いたことに感謝の思いは尽きません．

すべての歯は，他の臓器と同じく，人生とともにあるのです

「口」とは……

「口」は人間にとってすばらしいものです．
それは，人間の情緒においても，日々の生活にとっても，
また人間の美しさにとっても……．
「口」……それは，今まさに「私」が生きていることを表わしているのです．
もし，動物が歯を失ったら，それは，その動物の死を意味します．
歯を失ったとき，彼らは生き続けることが不可能となり，
その生命は終わりを告げ，やがて彼らは死んでいくのです．
人間にとって「口」は，会話を楽しみ，愛を語り，
しあわせ，よろこび，怒り，悲しみを表現します．
「口」は愛情の入り口であり，食べ物をとり，生き，
そうして人間は栄えていきます．
だからこそ「口」は，どんな犠牲を払おうとも
十分な注意と管理を受けるだけの価値を持っているのです．

F. Harold Wirth
元ニュージャージー大学教授　元L・D・パンキー財団理事長

Prologue

Imprinting 刷り込み

あなたは今までいくつの歯科医院で勤務をした経験がありますか？
どれほど多くの歯科医療を知っていますか？
あなたが知っている歯科医院が"歯科医療"の全てでしょうか？

私は，今まで国内外の多分名の知れた歯科医院を少なくとも100医院以上見学してきましたが，興味深いことに，これがびっくりするほど違うのです．
100医院100様，ひとつとして同じ歯科医院などないのです．
良いところも，悪いところもそれぞれですが，これほど医院によって違いがあるものなのかと驚かされます．

多くの場合，歯科医師になってから独立，開業するまでに経験する歯科医療はせいぜい2, 3医院の歯科医療ではないでしょうか？

あなたが知らない歯科医療があるとしたら……．

まるでアヒルが生まれた直後に目にしたものを親と思うのと同じように，勤務した歯科医院での経験が，あなたの歯科臨床に大きく影響していないでしょうか？
まさにそれは刷り込み（imprinting）されるように，そこで見たもの，聞いたことが先生の"歯科医療のすべて"となり，独立，開業したあなたの医院をつくっているとは思いませんか？

もちろん使っている診療材料や治療方法など，歯科医療の技術的側面での影響は非常に大きく，また，ハード面でも例えばユニットを勤務先と同じメーカーのものを選ぶのも，性能や使いやすさ，使い慣れ以上に，潜在的に刷り込まれたものなのでしょう．
診療室内のレイアウト，院内でのコミュニケーションなども影響を受けていることに気づいていたでしょうか？
患者さんへの声かけやユニットへの誘導の仕方，患者さんへの話し方，診療の流れ，時間設定……．多くの場合，歯科医師は数少ない歯科医院での経験を基に自分の診療スタイルを構築しているのです．しかし，その少ない経験だけが「歯科医療のすべて」なのでしょうか？
多くの歯科医院を診療前から診療終了までまる1日見学すると，驚かされることが多々あるのです．

ある日，見学した医院では患者さんの治療が終わるとアシスタントが「○○さん，治療終わりました」と院内すべてに聞こえるような声で言うのです．「お疲れさまでした」と院内の別のところで仕事をしているスタッフ全員がそれぞれ声を掛けるのです．
　私はどこかで同じような場面を……と思いました．
　居酒屋でお客さんが帰るとき「○番さんお帰りです」と担当スタッフがいうと，お店の中で目に見えないスタッフたちから「ありがとうございました！」と声があがります．
　その医院の院長に聞くと，やはり「勤務先でこのようにしていたので，まったく何も考えずやっていた」とのことでした．

　いいか悪いかは別として，自分の医院のシステムが何の根拠も考えもなく，刷り込みによって行われているとすると……．
　それは自分の医院といえるのでしょうか？

　まずは，患者さんとの関わりすべてについて考えてみませんか？

　今まで当たり前だと思ってやってきたことが，大きな問題を抱えていることに気づくかもしれません．

　伝説の歯科医療は，今まで考えもしなかった自分の医院の現実に気づきを与えてくれるのです．

　刷り込みとは，動物の生活史のある時期に，特定の物事がごく短時間で覚え込まれ，それが長時間持続する学習現象の一種．この現象を指摘したのは，1872年イギリスの生物学者ダグラス・スポルディングで，後にドイツのオスカル・ハインロートが再発見した．ハインロートの弟子であるオーストリアのコンラート・ローレンツ[1]は研究を続け著作で大衆化しました．ローレンツの著書によると，彼は，ハイイロガンの卵を人工孵化して，ガチョウに育てさせようとしました．ガチョウが孵化させた雛は当然のようにガチョウの後について歩き，ガチョウを親と見なしているようにふるまいました．ところが，一つの卵だけをローレンツ自身の目の前で孵化させたところ，その雛は彼を追いかけるようになり，ガチョウのふところへ押し込んでも，他の雛がガチョウについて行くのに，その雛だけは彼を追ったといいます．

Prologue

この本の構成

　この本は，若き歯科医師が伝説の歯科医療と出会い，成長していくプロセスと，次世代への継承までの一人の歯科医師の生涯を，親子2代の歯科医師(父と私)と母が語る数多くのエピソードによって織りなす物語（ナラティブ）です．

　若き歯科医師の誰もが，目の前の患者さんの抱えた問題を解決することに迫られ，治療技術の習得に関心を持つことは当然のことだと思います．

　治療技術を持たずして患者さんの問題を解決し，満足していただくことはできないのです．

　知識を身につけ，トレーニングを積み，はじめて，手先の器用さを超えた治療技術が身につくのです．

　それは，読んだ文献，参加した勉強会や講演会，練習した模型や抜去歯，そして治療した患者さんの記録の数に比例することでしょう．

　そこで，**CHAPTER 1** では，まずは技術を身につけることの必要性について"Techniqueテクニック"として，自分さえ努力すれば身につけることができる能力（クローズド・スキル）について伝説の歯科医療の教えを説きます．

　「ブラッシング指導をしても熱心でない」「せっかく身につけた技術を患者さんが受けてくれない」「メインテナンスが続かない」等々……．

　例え治療技術が身につき，患者さんに適切な対応ができるようになっても，歯科医師を悩ませるのは治療技術だけでは問題解決されない"患者さん"のことではないでしょうか？

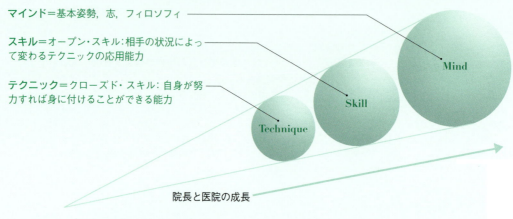

図　歯科医師の成長プロセス

そこで CHAPTER 2 では，せっかく身につけた技術を患者さんに適切に適応するために，患者さんの状況によって変わる応用能力（オープン・スキル）"Skill スキル"として重要な"コミュニケーション"について伝説の歯科医療を綴ります．

父が伝説の歯科医療に出会った50年前．誰もが経験したことがないその歯科医療に患者さんも，多くの歯科医師も違和感を覚え，その歯科医療を実践するものを「変わり者」としてみたことでしょう．

それから50年．今でも少数派の歯科医療ですが，伝説の歯科医療の恩恵を受け，自信と誇りを持って自由を手に入れた歯科医師は全国にいるのです．

あなたの親御さんもその一人かもしれません．

父はいつも嬉しそうな顔をして言うのです．

「大切な人に自分のできる最大限のことをして，喜んでもらって……．それは患者さんの幸せであるとともに自分自身の幸せであり，満足になる．ありがたいことだ」

伝説の歯科医療と出会い，衝撃を受け，父の歯科医療の概念が大きく変わったのです．
CHAPTER 3 では，患者さんの心理や行動にさえも影響し"患者さんを動かす"歯科医師や歯科医療者の"志"や"姿勢"伝説の歯科医療の神髄"Mind マインド"について，伝説の歯科医療が創る歯科医院を伝説の歯科医療実践のための5つのステップに沿ってお話します．

そして，この"伝説の歯科医療"は決して偉人伝的化石化した過去のものではなく，時代の流れに耐えうる最新のエビデンスに裏付けられたものであることを CHAPTER 4 でお伝えします．

この物語は，きっとあなたの歯科臨床と，どこかでつながっていることでしょう．

登場人物：伝説の歯科医師たち，父，母，私

Contents

Prologue プロローグ ……………………………………………………… 2

- 語り継がれる"伝説の歯科医療"に感謝の思いを込めて ……………………… 2
- 先ず,隗より始めよと ………………………………………………………… 6
- 歯科医療という素敵なステージで　山田桂子 ………………………………… 7
- Special Thanks ………………………………………………………………… 8
- Imprinting 刷り込み …………………………………………………………… 10
- この本の構成 …………………………………………………………………… 12

Chapter 1　知られざる先人の教え …………………… 18

現代日本の歯科医療を取り巻く環境　山田康彦 ………………………………… 18
歯科医療への道　Part 1　"職人芸"から"医療"へ ……………………………… 20
偉大なる歯科医療の改革者たち Ⅰ— D.R. Beach …………………………………… 22
　歯科医療の目的　HC-0 ……………………………………………………………… 22
　Health Care-0 ………………………………………………………………………… 23
　歯科医療の5原則 …………………………………………………………………… 24
偉大なる歯科医療の改革者たち Ⅱ— L.D. Pankey …………………………………… 26
　パンキーフィロソフィ ……………………………………………………………… 26
　パンキーのデンタルIQエレベーション …………………………………………… 26
歯科医療への道　Part 2　"職人"から"医療者"へ ……………………………… 28

Chapter 2　Technique テクニック ……………………… 31

- Episode-1　技術の習得 ……………………………………………………… 31
- Episode-2　経験と実績と …………………………………………………… 32
- Episode-3　技術の習得と歯科医療のセンス ……………………………… 33
- Episode-4　たかがスタディーモデル？ …………………………………… 34

Episode-5	「患者を殺してもいいから抜け！」覚悟	35
Episode-6	歯を削ることの罪悪	36
Episode-7	こうして治療技術は進歩した①	37
Episode-8	こうして治療技術は進歩した②	38
Episode-9	芸術家としての歯科医師	42

Chapter 3　歯科医療の自由を求めて　43

自由への5ステップ　The Winning Combination— A Philosophy　43

Section 1：Mission　使命　44

Episode-10	「腕がよければ患者は集まる」という幻想	45
COLUMN	Why? が Mission を創り出す／46	
Episode-11	人間歯科医療の提唱　山田康彦	48
Episode-12	「患者さんに愛される歯科医になるのだよ」　山田桂子	50

Section 2：Philosophy　哲学　51

Episode-13	経営者になる	53
COLUMN	歯科医師の人生：Cross of Life, Cross of Dentistry／54	
Episode-14	覚悟を決める　山田康彦	55
Episode-15	至福の時	57
COLUMN	Profession プロフェッション／58	
COLUMN	Cross of Dentistry／60	
Episode-16	ポリシー Policy　山田康彦	62
Episode-17	「先生」と呼ばれて	63
COLUMN	デンタルコミュニケーション　P&IC　山田桂子／66	
Episode-18	日本一の歯科医師　山田桂子	66
COLUMN	あなたの患者を知りなさい／67	

Episode-19　患者の視点　　医療消費者化する患者……………………………………………68

Section 3：Goal　目的 ……………………………………70

Episode-20　権威の弊害……………………………………………………………………72
　　歯科医療学のすすめ　　山田康彦…………………………………………………………73
Episode-21　患者は医院の鏡………………………………………………………………74
　　「歯科医療学」の成立　　山田康彦………………………………………………………75
Episode-22　予防大国スウェーデンにて　　山田康彦……………………………………77

Section 4：Target　目標 ……………………………………80

Episode-23　初診時の患者さんとの対話…………………………………………………82
　　第一印象は2度とない　一期一会　山田康彦……………………………………………83
Episode-24　診療室内での対話……………………………………………………………84
　　緊急対応の効果……………………………………………………………………………85
Episode-25　1口腔1単位の治療……………………………………………………………86
　　Wチェック法によるCo-Diagnosis 共同診査…………………………………………89
Episode-26　親子診療の悲劇………………………………………………………………90
　　患者中心＝患者の言いなり？……………………………………………………………91
　　COLUMN　5つの歯科医療／94

Section 5：Management　管理 ……………………………96

　　Father's Pick　待合室のイス　山田康彦／99
Episode-27　ある歯科医院での体験　山田桂子…………………………………………100
　　Father's Pick　花を飾る　山田康彦／101
　　COLUMN　インフォームド・コンセント／102
　　患者をマネジメントする…………………………………………………………………103
　　COLUMN　"痛み"は患者の権利／105
　　継承とは……………………………………………………………………………………106

| Father's Pick | 医院衰退の徴候　山田康彦／109
| Father's Pick | 聞くことの芸術　山田康彦／110

歯科医療の証—揺るぎない経営基盤の構築……………………………………………………111

| Father's Pick | 感情を明確化する訓練　山田康彦／112

Chapter 4　行動変容理論のエビデンスが解明する"伝説の歯科医療" …… 116

行動変容理論が歯科医療を変える ………………………………………………………117
変化のステージ　Trans-theoretical model …………………………………………120
実例で示す行動変容 ………………………………………………………………………121
行動変容のための5つのステージ ………………………………………………………122
ステージを登ろうとしている患者さんへの支援のしかた …………………………124

COLUMN　疾病構造の変化と超高齢社会／125
COLUMN　マズローの欲求論／126

問診 vs インタビュー：双方向性のコミュニケーション…………………………128

COLUMN　"聴く"ことの難しさ／129

Episode-28　治療計画提示の魔法　山田桂子 ……………………………………130

COLUMN　Quid Pro Quo／133

Episode-29　最高の歯科衛生士　山田桂子 ………………………………………134

Epilogue エピローグ　あとがきにかえて ……………………………………135

Chapter 1
知られざる先人の教え

現代日本の歯科医療を取り巻く環境

　1961年戦後日本で健康保険制度がはじまるまでは，歯科医療はすべてが自由で，自費診療などという言葉すらありませんでした．
　保健診療は，国民皆保険のコンセプトの下で認知されていきました．
　それは，制度によって制限された歯科医療の中の算術的な小さなことに過ぎません．
　保健診療の"制限"に対する"自由"とは，よく言われる自由＝自費診療のことではありません．
　"自由診療"とは，歯科医師の自由な裁量に基づくもので，制度やシステムに束縛されない診療の自由，歯科医師としての信義を問う，誇り高い言葉です．
　歯科診療を行って，何かの組織に依って，治療行為に対し正当な対価を直接受益者である患者さんに求めず，後からお金が支払れるような制度の中では，責任と誇りを持った良い歯科医師は育たないのです．

　「保健診療だから……」という言い訳をやめて，正々堂々と

　患者さんから直接お金をもらいなさい．

　それによって，自分が行った歯科医療の責任を真摯に受け止め，自覚することができ，はじめて，自信と誇りと成果を得る事ができるのです．

　今，保健歯科医療の束縛から離れて，自由な歯科医療を実践しよう！！

山田康彦

「保健歯科医療の束縛から離れて」と言われると，"保険医返上"が頭に浮かび，敷居が高いと感じるでしょうが，父の言葉は，制度が歯科医療を束縛していることへの嘆きなのです．

せっかく最新の治療技術を学んでも，制度の束縛があれば患者さんに還元することができないのです．

人はモノの価値をどのように評価するのでしょう？　数値でわかりやすく評価するとすればお金ではないでしょうか？　例えば，健康保険で1,000点10,000円の治療をしたとしましょう．10,000円のものを買って3,000円しか払わなければその価値は3,000円と認識されます．たまたまのセール品ではなく，いつもこの価格ならば，私たちがする10,000円の治療は患者さんにとって3,000円の治療になってしまうのです．患者さんにとって経済的負担を軽減できる保健制度はとてもありがたいものですが，それが医療の価値を下げてしまうのは憂うべきことです．

米国には日本のような保健制度がありません．自分で高額な保険に加入し，いったん治療費を全額支払い，後から保証を受けるシステムです．"健康は自己責任"が米国の考え方で，保険に加入していなければ緊急医療さえも高額で受診できず命を落とすこともあると言います．その点，日本の皆保険制度は，患者さんにとって恵まれた，世界的に評価される制度だと言われています．

若き歯科医師にとって，健康保険制度はとてもありがたい制度でもあるのです．技術や知識，そして経験のない歯科医師にとって健康保険制度は経済的な"保険"となり，来院患者数の確保さえできれば経営的担保となるのです．銀行も保険収入を担保と考えるのです．

しかし，健康に対する価値観を損ねるこの制度は，「健康保険料を支払っているのだから保険を使わなきゃ損」と言わんばかりに"健康は国が保証してくれるもの"と考え，健康観の低下や不要な医療の受診につながり，医療財政を圧迫するのです．超高齢社会を迎えた日本では，そのシワ寄せが医療費の削減という形で医療経済を悪化させるのです．10年後，日本の福祉，医療に必要な財政負担は最高潮に膨れ上がり，財政破綻が予想されるのです．

こうして，制度は知らぬ間に"歯科医療の自由"を奪っているのです．

資産家の家に生まれた私の友人は，趣味で歯科医師をしているので採算度外視で好きなように治療をしているといいます．そのような恵まれた境遇の歯科医師が一体どれだけいるのでしょう？卓越した技術と十分な時間をかけて健康保険で診療し，経営的に満足ならば何も問題はないのですが，そうはいかないのです．

歯科医療における"自由"はどうしたら手に入れることができるのでしょう？

歯科医療への道
Part 1

"職人芸"から"医療"へ

「今まで歯医者さんって"精密な歯の職人"だと思っていました．だけど違うのですね．」
定年を迎えた私の患者さんが，初診から3度目の来院時に語った言葉です．
歯科医師は，患者さんからみると大工さんや修理屋さんのように思えるのでしょう．

「眼医者，歯医者が医者ならば，トンボもバッタも鳥になる」

目薬をさし，眼鏡を処方する眼科医や歯を削り，かぶせ，抜き，入れ歯をつくる歯科医を医療者として認めようとしない当時（1960年代）の医療界の風潮を示した言葉です．

私たちが一生の仕事として選んだ歯科医療は"医療"とも言えない職業なのでしょうか？

ここにひとりの患者さんとひとりの歯科医師（父）との出会いの物語があります．

初診時1984年，患者さんも歯科医師も52歳でした．患者さんは女性．主訴は問診表に「完全治療」と書かれていました．
6年前に抜歯をする際，気分が悪くなって，それ以来怖くなって放置してしまった，というのです（血圧：180/110）．
高度に進行した歯周病やカリエスで崩壊した歯牙．保存不可能な多数の予後不良な歯牙と保存したとしても後の高度な全顎治療の困難さ．
歯科医師の治療技術のみならず，このような事態を引き起こした患者さんの生活習慣や考え方に起因する問題の解決が予後を大きく左右する症例でした．

患者さんはその歯科医院で，今までに受けたことがない歯科医療を体験していくのでした．

1985年治療はひと段落し，それ以降，患者さんは残った自分の歯を大切にし，メインテナンスを欠かさず来院し続けました．2016年84歳．

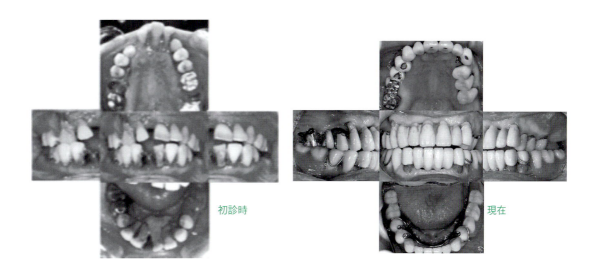

初診時　　　　　　　　　　　現在

　30年が経過し調整を繰り返した補綴物や歯根破折，2次カリエスの問題を抱えながらも，ご自分の歯を大切に，メインテナンスを欠かさず，不自由することなく，元気にお過ごしです．
　最近は，ちょっと物忘れが多くなり，来院を忘れてしまうことがありますが，それでもお元気で，欠かさず3か月に一度はお出でになっています．

　この歯科医師との出会いが，患者さんの人生を大きく変えたのです．

　この患者さんは，たくさんの家族や知り合いを当院に紹介してくださいました．
　それは患者さんからの信頼と感謝からの大切な贈り物です．

　歯科医療は，患者さんの人生を幸せに変える大きな力を持った素晴らしい職業であると私は思います．

　ここには，治療技術だけでは到底実現できない，患者さんの健康観，人生観に変化をもたらし，患者さんの健康行動をサポートする技術以外の歯科医療の存在があるのです．

　これがこれからお話しする"伝説の歯科医療"の神髄なのです．

偉大なる歯科医療の改革者たち I
歯科医療の目的[2)]

卒直後，私の勤務した東京渋谷の父の医院は，ビーチ先生のコンセプトに基づいて創られた診療所でした．

それは機能的で合理的，シンプルで明確なコンセプトをもったものでした．

駆け出しの何も知らない若き歯科医師の私には，それが唯一の歯科医療でした．幸い，母校である大阪歯科大学での臨床実習をした診療室は，ビーチ先生が考案されたモリタ社製の診療ユニットでしたので馴染みのあるものでした．ビーチ先生はこうした診療ユニットの開発とともに，診療システムとフィロソフィを提唱していました．

それが"HC-0""歯科医療の5原則"と言われるものです．

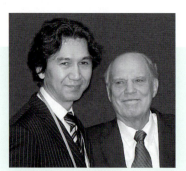

D.R. Beach
顧問を務める CDC 50周年記念講演会で
ビーチ先生と筆者

歯科医療の目的　HC-0

"歯科医療の目的"をネット検索してみると，そのサイトの歯科医師が独自の目的を掲げ一貫したものがみつかりません．

例えば「患者さんの抱えた歯科的な問題を解決すること」という目的を掲げたとします．問題が解決したら，その歯科医院はその患者さんにとって不要となります．もちろん問題を持たない人には縁がないことになり，このような目的では予防が成立しないのです．

疾患中心，問題中心，治療技術中心で歯科医療の目的を考えるとこんな結果となります．

父は，治療技術も重視しましたが，それ以上に歯を削ることの問題と治療技術に限界を感じ，予防をベースとした歯科医院を模索したのでした．

そんなとき，ビーチ先生に出会ったのです．

Health Care-0

「歯の健康について意識することなく，
　　　　　特別な処置を必要とせず，歯科的健康状態が維持できる状態」

「これだ！」とスッキリ納得のいく歯科医療の目的だったのです．
"医は医なきを期す"という東洋のことわざがあります．
医療とは，医療を必要としなくなることを期待して存在するものだというのです．
歯科医療の存在価値は，歯科疾患がなくなることではないでしょうか？

ビーチ先生は，1977年システムロジック学会でHC-0を提唱しました．
健康において全てのヘルスケアは負の価値（マイナス）であると考え，ヘルスケアがないことに近づくことが，より高度な健康状態を達成すると考えました．
歯科医療者が，0に近いカテゴリーに多くの時間を費やすならば，−1に近いカテゴリーに時間を費やすより，はるかに高い社会的価値を持っているのです．

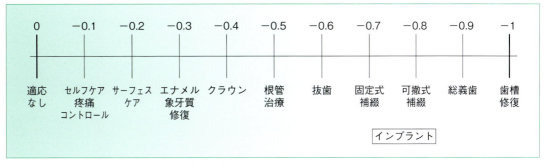

図　HC-0はヘルスケアの必要ない状態を"ゼロ"とし，社会的価値評価は高い．
　　インプラント治療もこのコンセプトに適応する．

ビーチ先生はHC-0達成の難しさをこう語っています．

「私たちが自分自身を競争状況の中に置き，他人や社会を相手にできるだけ多くの名声を獲得すべく競争をしているという認識に立つ限り，誠実にHC-0を達成しようという立場をとるのは非常に心もとないことだといえます．しかし，歯科医の名において，歯科医である限り，他に進むべき道はありません．これは今日，歯科医の使命と個人の欲望との間にみられるジレンマだと思います」

HC-0 を明確な歯科医療の目的とすることで歯科医院が目指すところが明らかになり，これを実現することが医院のシステム構築の骨子となるのです．

歯科医療の 5 原則
0．歯牙口腔系に由来する疼痛と不快感の除去と緩和
1．口腔衛生の確立と維持
2．組織抵抗力の増強
3．口腔内における好ましい力学的関係の確立と維持
4．審美的で好ましい外観の創造と維持

　HC-0 を実現するために歯科医療における原則としてビーチ先生が考案されたものです．

　駆け出しの若き歯科医師を目覚めさせた偉大な教えでした．
　私は，この言われてみればとてもシンプルで当たり前な原則に合点がいきました．
　歯科医療の何たるかなど考えも及ばない新米歯科医師にとって非常に具体的な方向性を示してくれたありがたいものでした．

　的確な緊急処置によってゼロ起点に戻すことから新米歯科医師の学びがはじまりました．
　痛みや不快感を持った患者さんに対してどのような対応をするべきか？
　ここから歯科医療がはじまるのです．

　受付での電話対応，来院時の受付，歯科医師の対応，緊急処置におけるクイックチェック，痛くない麻酔，最小限で最大の効果をあげる緊急処置など多くのことを学んだのでした．

　ビーチ先生の教えは，1966 年頃，ビーチ先生考案の世界初の水平診療台を山梨県で最初に導入したときからはじまります．
　時は 1961 年の健康保険制度制定直後，従来の座って受ける診療から横になって受ける診療へと歯科医療が大きく変わろうとする時期でした．
　父にとってもビーチ先生との出会いは大きな変革のときであったに違いありません．

アポイントメントシステムもその教えのひとつですが，今でこそ当たり前の予約診療制など行っている歯科医院は皆無であったこの頃，先駆けて導入した当院は「あそこの歯医者は待合室に患者がいない．流行ってないんだ」とうわさされ，患者さんが来なかったといいます．

アポイントメントシステムが定着するまで経営的にとても大変だったと聞いています．

オピニオンリーダーとして新しい歯科医療をはじめた父は，どれほど苦悩したことでしょう．

D.R. Beach　1926～2016　米国

1952年

兵役によって軍医として横須賀キャンプに赴任．

赴任先横須賀へ向かう東京駅で道を尋ねた日米歯科の峯田拓弥先生との出会いは，のちの日本初の歯科スタディークラブCDCの創設，のちにパンキー先生の紹介につながる重要な起点となる．

日本人の非常に貧弱な口腔の状態にショックを受け，日本人のために日本の歯科医療のレベルアップのために人生を捧げる決意をした．

1958年

日本大学歯学部で教鞭をとる．

当時，ベルト式モーターでの歯牙切削であった日本にエアタービンを紹介．

日本の歯科医療技術を大きく発展させた．

1964年

モリタ社との共同開発によって世界初の水平診療ユニット"スペースライン"を発売し，全世界に普及させた．

スペースラインの開発と同時に固有感覚に基づく診療システムを考案．

ビーチ先生の名前はアマルガム充填時の器具"ビーチカーバー"や合理的に咬合に配慮した"ビーチクラウン"として知られる．

2000年

日本の歯科界への多大な貢献により勲三等瑞宝章受章．

ビーチ先生の歯科界の20年先を見通す視点は，ビーチ先生を知る歯科医師の基礎となり"HC-0""歯科医療の5原則"として知られる．

偉大なる歯科医療の改革者たち II
パンキーフィロソフィ[3,4]

開業医となり，歯科医院経営を考える時，歯科医師として目の前の患者さんを治療している時とは明らかに違う問題に直面します．

自費か保険か？　診療効率，スタッフ，家賃，給与，増患，集患？

ただ治療していればよかった勤務医の時とは，明らかに違うことについて考える必要があるのです．

しかし，多くの場合，開業以前にこのようなことに十分な知識や考えを持つ歯科医師はごくわずかだと思います．

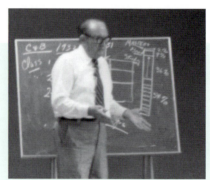

L.D. Pankey
1978年初来日京都講演

このような問題に直面したとき，私たちを前進させることができるのが，

治療技術の問題よりも，思うに任せないのが患者さんのことなのです．

歯科医療の価値を理解し，その恩恵に与れるのは患者さんなのです．

この患者さんの問題について説いたのがパンキー先生なのです．

パンキー先生は「歯科医療成功のカギはコミュニケーションである．」と言います．

患者さんと私たち歯科医療者をつなぐもの．それがコミュニケーションです．

パンキーのデンタル IQ エレベーション

私はよく地方の先生方から「東京は患者のデンタル IQ が高いからいいですね」と言われますが，地域性として歯科医療に対する情報が多く認識が豊富でも，EBM の高い治療を受けてもらえるとは限りません．

それは，いくら知識を持ち，正しい歯科医療を知っていても，実際にそれを受けるかどうかは，その患者さんの考え方や価値観によって違うからなのです．
　もし，歯科学的な知識や認識が高い者がデンタルIQが高いとするならば，歯科医師は一般の方々よりもデンタルIQが高いことになります．
　ならば歯科医師は歯科医学的に誰もが健康でしょうか？

　患者さんは言います．「先生は虫歯がなくていいですね」

　現実的にはそうはいきません．

　虫歯や歯周病で歯を失ってインプラントを入れている歯科医師を，難治性の根尖病変で悩む歯科医師を，歯科治療を受けて体調を崩した歯科医師を，子どもが虫歯になったと嘆く歯科医師を……．

　歯科医師だから誰より健康な口腔を維持しているとは限らないのです．

　パンキー先生は，**患者さんの歯科医療に対する関心や価値観，優先順位が高いことが歯科医療の成功にとって重要である**と考えました．
　歯科医療は，単に治療技術によって患者さんの抱える問題を解決するだけでなく，患者さんの歯科医療に対する関心や価値観，優先順位を高める技術以外の役割があるというのです．
　これが"パンキーのデンタルIQエレベーション"なのです．

　患者さんのデンタルIQをエレベーションするには，私たち歯科医療者の好意的な働きかけ"コミュニケーション"が不可欠です．
　パンキーフィロソフィは，コミュニケーションの力によって，患者さんを動かし，歯科医療を価値あるものへと変えるのです．
　そこには，最新の心理学や行動科学のエビデンスに基づいた医院システムがあったのです．

歯科医療への道
Part 2

"職人"から"医療者"へ

　歯科医療の目的であるHC-0を実現し，歯科医療を理想的に展開しようとすると，患者さんの協力なくして実現は不可能と考えられます．

　そのために，パンキー先生の示されたデンタルIQエレベーションのステージを一歩一歩確実に上がっていくことが必要なのです．

　そのステージが目標となり，先にある目的となるHC-0実現を可能にするのです．

　ビーチ先生とパンキー先生の考えは，ただの先駆者の思い付きや名案ではありません．
　歴史的根拠や歯科医学的根拠（EBM）に基づいたものなのです．
　そこには実現に向けての歯科臨床哲学の基礎となる"哲学"があり，さらに私たち歯科医師や歯科医療スタッフの存在価値ともいえる"使命"につながるのです．

　伝説の歯科医療は，私たちを"職人"から"医療者"へと成長させてくれるのです．

　父のおかげで早くから出会うことができたパンキー先生，ビーチ先生の考え方は，私の臨床に大きく影響し，医院システムの構築や臨床判断の基準として私の歯科医療に対する考え方の基礎となっています．
　それは歯科医師としての使命感や私の臨床哲学の基礎でもあり，とても大切なものです．
　もし，この考え方に出会っていなければ，私は器用な職人でしかなかったでしょう．

治療技術以外のもの

　患者さんは，父にはすべてを任せてくれるのに，私には父の下請けしかさせてくれないのです．
　「大丈夫だよ．私がちゃんとするからね」
　こんな言葉ですべてを任される父に「いったい何が違うっていうのだ？」と嫉妬したのです．
　経験の差？　若いから？　この差は埋められないのか？
　その頃，父の話の中に出てくる「パンキー先生」という名前が記憶に残り，書棚の本に目が留まりました．

父にとってこのパンキー先生の教えが力となり，HC-0実現の原動力となったのです．
　それは父の大学の先輩でもある川村泰雄[5]先生と川村貞行[6]先生ご兄弟との出会いによりはじまったのです．
　日本初のスタディークラブCDC[7]の創設メンバーであり，創設会長峯田拓弥先生とともに渡米し，パンキー先生に出会った川村先生ご兄弟の創設されたODRG, DRIは，当時のスタディークラブの草分けであり，パンキー先生の教えを学ぶ会への参加は父の臨床を大きく変えていくのでした．

"パンキーフィロソフィ"

　その本は，歯科医療の治療技術については何も書かれてはいない不思議な本でした．前半はパンキー先生の現在に至る経緯がドキュメントとして綴られた物語．そして後半はその変化を支えたフィロソフィ：哲学と心理学を背景とした理論でした．
　1957年，東京で，日本にパンキー先生の存在を伝えたデビッド・ホフマン先生がこんなことを話したそうです．

「技術的な問題は，誰でも簡単に解決できるが，人間の研究だけは一生かかって学ぶべきものだ」

　私は，パンキーフィロソフィを読みふけりました．
　常に手元に置き，何度も読み返したのです．
　そこには今まで見たことも聞いたこともない，まったく違った歯科医療の世界があったのです．
「これが父が目指す歯科医療なのか……」

　父の医院の診療システムは，教育的診療を行っている大学病院での経験しかない私にとって理想的な診療でした．

　すべての患者さんに一口腔単位の検査をする．

　これが最初の難関なのでした．

L.D. Pankey　1906〜1989　米国

　1924年パンキー先生の実家は歯科医ではなかった．ケンタッキー州の小さな町で，引越しする医者から医院をゆずってもらった．大学を卒業して駆け出しの歯医者だった頃，抜歯の技術にたけた息子に，ある日イリノイ州に住む母から手紙が届いた．母は，最近になって歯をすべて抜かれ入れ歯にしたことについて「これこそ私の人生で最も悲しい出来事……」，「お前は患者さんの歯を抜かないでおくれ」と懇願した．美人の母は当時まだ42歳で82歳まで生きたが，歯を無くしてからは本当に幸せな日は一日とてなかったという．母の願いは，当時の医療技術において，また，田舎の歯科医院を経営するうえで，夢物語であった．それを克服したのは，予防歯科医療への情熱を与えてくれた母の願いを実現したいという強い信念であった．やがて，パンキー先生は，最初に開業したケンタッキー州の小さな町からフロリダ州へ移り，歯を抜かない歯科医療をはじめた．そこで出会った裕福な老婦人の援助で，彼はフランスの歯科学会に出席し，最新の歯科技術を学ぶためヨーロッパへ旅をした．帰国して仕事を再開したが，それは長い年月に渡る苦しい予防歯科医療への旅であった．やがて，パンキー博士の技術と臨床哲学は，歯学部や生涯学習の中で学ばれて，アメリカの歯科医療を改革していった．第二次世界大戦後にはじまった豊かな経済力と，ハリウッドに起きた映画全盛時代がもたらした健康できれいな歯への関心が追い風となり，パンキー先生の夢は豊かな中産階級を中心に実現した．

（パンキーフィロソフィより）

　パンキー先生は予防歯科医療実践のために歯科臨床哲学を提唱した．
　それがCross of Life, Cross of Dentistryである．
　パンキー先生は，哲学者とも心理学者ともいわれ，人間の心理に着目した臨床哲学は時代や経済に影響を受けない強固な臨床基盤となる．

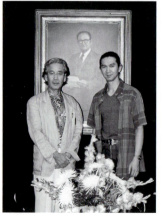

1994年，父のルーツであるマイアミ，パンキーインスティテュートで父とともにコースを受講．
　パンキー先生の肖像画の前でのワンショット（父64歳）．全世界から年間2,000名もの歯科医師が訪れるという．
　父から聞いたことがある話がたくさん出てきて，一緒に行った受講者の中では誰よりもよく理解できたと嬉しさでとても興奮し，また父の息子であることを誇りに思った旅でした．
　それまで学んだ自分の考えを確認する良い機会となりました．やはり書籍や講演だけでなく，そのルーツに実際に行って肌で感じることはとても貴重な体験だと思います．

Chapter 2
Technique テクニック

　歯科医師になったばかりの私は，日々の治療のたびにその緊張と不安に悩まされました．
　それはバスケットボールの試合にはじめて出たときに似た緊張感のように，慣れない体育館や相手選手，ギャラリーに，そして監督からの"激"に不安とも怯えともいえる感覚でした．
　はじめて麻酔をした相互実習のときの手の震えは，今でも忘れていません．
　歯科治療でも，バスケットボールでも，まずは技術の習得が必要で，そのためのトレーニングは不可欠で，それなくして緊張や不安はぬぐえないのです．

Episode-1 ▶▶▶ 技術の習得

　ある日，診療後に抜去歯牙を探していた私に「ただむやみに削ってもうまくはならないぞ．うまくなるにはうまい見本をよく見ること．そして上手な人に教えてもらうことだ」と，補綴物をセットした後の咬合器についた模型を手渡したのでした．
　私には大学で習った支台歯形成と教科書の画像くらいの知識しかありませんでしたが，父の形成した支台歯は，そんな素人から見ても"きれい"だと感じたのです．
　マージンラインや軸面の広がり，形として整った芸術性を感じたことを覚えています．
　父はよくこんなことを言っていました．

　　ショーウインドウに飾るものがなければ売ることはできない．
　　　売るものがあってもショーウインドウに上手に飾れなければ売れない．

　父も誰かに言われた言葉なのかもしれません．
　私たち歯科医師が患者さんに提供するものは"治療"です．
　患者さんの期待に応える治療技術を持たない者に，患者さんが求めるものを提供することはできません．
　だから，若き歯科医師が技術の習得を急ぐのは当然のことで，避けて通ることはできないのです．
　しかし，何から手を付けていいかわからず，ただ不安から逃れるように模型や抜去歯牙を削るのは得策とは思えません．
　今は，歯科医師が知識と技術を身に付けるにはとても恵まれた時代で，たくさんの講演会や実技指導が受けられる講習会があります．

興味を持てば書籍や論文，インターネットから情報を得ることはとても簡単です．ですが，果たしてその情報は正しく，最新のものなのでしょうか？こうした情報や技術の習得は，上手な人に教えてもらうのが早道です．

　文献や画像を参考に自分の技術を上手な人に評価してもらい，直接指導を受けることで飛躍的に技術は上達するのです．
　教えを乞うことを恥じる必要はありません．
　先駆者は，その技術を身に付けたい者に惜しみなく伝授するでしょう．
　それが，その先生の技術を広め，世間に知らしめることにつながるのですから．
　こうして若き歯科医師はひとつひとつ歯科医院のショーウインドウに飾る治療技術を身に着けていくのです．
　しかし，この技術をどのようにショーウインドウに飾ればいいのか？まだ知る由もありません．

Episode-2 ▶▶▶経験と実績と……

　ある日，歯内療法の患者さんを担当しました．私は学生時代に習ったことを忠実に行うため自前の器具を用意し，治療を始めたのです．治療を終え患者さんが帰ると父に呼ばれました．
　「どうしてあのやり方をするんだ？」私には理論的に説明することができず「大学でそう習ったから」と答えました．すると父は次に来た歯内治療の患者さんを見学させ「次からこのやり方でやりなさい」というのです．
　その治療法は大学で習ったものとはまったく違う方法でした．「どうして大学で習った方法じゃいけないんだ．これって昔の治療法じゃないのか？」そんな反発する気持ちが頭をよぎります．そして次に歯内療法を担当するとき私は唖然としたのです．私の歯内療法の器具が見つからないのです．そう，父が捨てたのです．それはもう怒鳴り合いの大喧嘩です．父は最後に穏やかに「いいからやってみなさい．やっていい結果が出なかったら止めればいい」私は理屈を説明しない父に腹が立ちましたが「父が言うのだから何かあるのかもしれない……」と，父の自信にあふれた表情から思ったのです．とにかくやってみることにしたのです．
　実際にやってみると時間がかからない．治療がシンプルで煩雑にならない．もちろんトラブルも起きないのです．
　父は「歯内療法を習いに行きなさい」と広尾の大津晴弘先生[8]の診療室に私を行かせたのです．土曜，日曜を朝から晩まで大津先生とマンツーマンで過ごした時間は私にとって歯内療法の何た

るかを知るとても興味深い時間となりました．

　高校時代バスケットボールに夢中になり，国体選抜選手として高3の夏の合宿で監督に「お前は受験するんだろう．帰れ！」と荷物を玄関から投げ出されるまでは，ゲロを吐くほどの練習にも上手くなるために耐えた私は"技術の習得はトレーニングにある"と思っていたのですが，歯科治療はそれだけではだめだということがわかったのです．もちろんバスケットボールも他のどんなスポーツよりも理論が大切なスポーツであることはご存じの通りですが，歯科治療とはまったく結びつかなかったのです．

　歯科医療は技術だけじゃない．知識と経験が大切なことを感じずにはいられませんでした．
　「父の技術と知識を身に着けたい」
　その思いは父の経験を駆け出しの私が身につけるための決意だったのです．いったいどのくらいの抜去歯牙を削り，充填を練習したことか……．しかし，どうしても技術では超えられない壁にぶつかるのです．

　私にはどうすることもできない経験と実績に悩むのです．

Episode-3 ▶▶▶ 技術の習得と歯科医療のセンス

　技術の習得には"努力"に裏付けられたセンスと時間が必要です．
　センスは手先の器用さだけでなく，ものの見方，考え方にまで影響しますが，センスの善し悪しを決めるのはむしろ器用さよりも"心"の問題の方が大きいようです．
　なまじ手先が器用だと同じことをさせても短時間できれいに作業ができてしまいます．普通は同じことを同じレベルですれば数倍の時間がかかるものを，短時間でできたり，要求されたレベルの作業を普通は数回繰り返しやっとできるようになるものを，たった1回でできてしまったりするのです．しかし，このような器用な歯科医師ばかりが将来成功するとは限らないのです．
　努力なしでもほどほどできてしまう歯科医師は，それ以上の要求がなければさらに上のレベルを目指す必要を感じず，努力しないのです．目指す目標や使命感を持った歯科医師は，器用，不器用に限らず目標達成のために努力するはずです．この目指すものが"志"となり，歯科医師を成長させるのだと思います．カンや器用さではなく，歯科医師の志と努力がセンスとなるのではないでしょうか？
　父の仕事は"芸術家"の仕事でした．テンポラリークラウンひとつ見ても，とてもセンスのいいものでした．それは，父の視線が物語っていました．常に真剣なまなざしで，興味深げに口腔

内をまるで宝物を探すかのようにみているのです．そこでインプットされる歯牙の形態は，歯列や歯肉との調和や美しさを際立たせます．画家や音楽家と同じように，いつも歯科医療のことを考えているからこそ実現できたことで，それは"歯科医療を愛している"のだと感じさせました．"好きこそものの上手なれ"と言いますが，きっと父にとって膨大な時間と心血を注いだ歯科医療に対して"努力"という言葉は当てはまらないでしょう．父の歯科医療に対する思いが，治療のセンスを高め，探究心をあおり，高い技術の習得を可能としたのでしょう．

　そういえば，物心ついた頃の父のイメージは，深夜にデスクに向かう姿か白衣姿．あとは疲れてリビングで寝てしまっている姿しかありません．

　それほど歯科医療に没頭していたのでしょう．

　まるで子どもが遊びに夢中になっているときのような，楽しそうな眼差しが蘇ります．

　いつも歯科医療のことを考えていたのではないでしょうか？

　それほど歯科医療は魅力的な職業なのだと私も思うのです．

　歯科医療は，それほどまでに奥深く，興味深い職業です．

　さあ，もっとあなたの職業"歯科医療"に関心を持ちましょう．

Episode-4 ▶▶▶ たかがスタディーモデル？

　子どもの頃，診療室で遊んでいた私は，ケースに入りきれいに並んでいたスタディーモデルを当たり前に眺めていました．

　今でこそ，健康保険の算定から除外され，診断のために作成する歯科医師が少なくなったと聞きますが，私はこれをなくしては患者さんを診療することはできません．

　卒直後，父からアルジネート印象でのスタディーモデルの製作を習いましたが，鮮やかでスマートな印象採得のテクニックが今でも脳裏を離れません．そのイメージが，今の私のテクニックにつながっています．

　スタディーモデルの印象採得は，歯科臨床におけるすべての印象採得の基本となるのです．トレーの選択においてさえ，網トレー，アルミトレー，リムロックトレーなどと多種類あり，それぞれ特徴があるのですが，その選択や管理，清掃に至るまでを考えることが必要です．それは個人トレーの製作にまで関係するのです．歯科技工士任せで個人トレーの製作を依頼するのでなく，既成トレーでは実現できないメリットを理解し，指示を出すためには既成トレーを熟知し，使いこなすことが必要です．

　当時はアルジネート印象材も手練りでしたので，術者やアシスタントの技術によって気泡の入

り方が違いました．手際よく脱泡するテクニックはとても美しい．今ではミキサーで誰が練っても気泡の少ない印象材を練ることができますが，機械に依存するあまり，気温や湿度による印象材の状況に鈍感になり，適切な練和ができない事態を経験します．やはり練りあがった印象材を見る目も，手練りの場合は自然と養われたのでしょう．

　採得した印象の状態を確認する目，石膏の注入にかかわる準備や粉液比の計量，注入後の保湿など，印象材や石膏の性質の知識や理解は精密印象においても必要なのです．スタッフ任せの管理は，でき上がった模型の精度に大きく影響するのです．

　模型上の気泡を取り除き，平行模型としての台付け，トリミングは平衡感覚や微妙な手技や感覚を必要とします．仕上げの研磨も丁寧さやセンスが問われるのです．

　私はスタディーモデルを見れば，その医院の考えや技術が見えると思っています．

　たかがスタディーモデル，とナメてはいけません．

　きれいなスタディーモデルを作れない歯科医師には，きれいな治療もできないと思います．

　"一事が万事"と言いますが，スタディーモデルはこれほど大切なのです．

Episode-5 ▶▶▶ 「患者を殺してもいいから抜け！」 覚悟

　歯科医師の家庭に生まれ，ただ男として父には負けたくない，という妙な意地から歯科医師への道を選んだ私は，周囲からみれば一人息子として期待される，あるべき姿だったのかもしれません．

　学生時代，ときは東京デザイナーズブランド，ディスコ全盛のころ，将来のことなどまったく考えることなく実家を離れ好き勝手な生活を送り，無難に卒業，免許を取得した，そんな私が，ただ偶然に3代目歯科医師となっただけなのです．

　歯科医師として仕事をはじめて数か月，週3日治療に来る父が不在のある日，当時アソシエートDrだった2年目の先輩歯科医師が，右下の親不知の抜歯中に医局に戻ってきました．本を開き「抜けないんだよね……」と．

　私はそのとき，以前聴いた父の話を思い出しました．

　「今まで何人もの先生が"抜けない"と言って電話してきた．そのときはこう言うんだ．抜けない歯などない．患者を殺してもいいから抜け！躊躇すればためらい傷をつけ，時間がかかり患者さんの負担を大きくするうえ，治療後の状態も良くない．何事も決死の覚悟で臨めばできないことはない」

状況のわからない私は「ちょっと診せてもらってもいいですか？」と患者さんのもとへ．
「ちょっとやらせてもらってもいいですか？」
　私はそのとき「やる限りは絶対に抜いてやる」と意気込んで一気に抜いたのです．
　解剖学的な歯根の形態の理解やヘーベルの力学的な作用などの知識や技術はもちろん持っていなければいけませんが，若い私にはない経験を積んだ歯科医師の言葉は，歯科医師の"覚悟"として大きな力となることを知りました．
　日常の治療だけでなく，この"覚悟"は，歯科医師の人生にさえ大きな影響を与えることでしょう．
　私は，こうして少しずつ自分が運命的に就いた自分の仕事"歯科医療"について興味を持ち，知りはじめたのです．

Episode-6 ▶▶▶ 歯を削ることの罪悪

歯を削ることにもっと神経を使いなさい．
歯を削ることに無神経になってはいけない．
歯を削ることに慣れ，削ることに罪悪感を感じなくなったとき
歯科医師は権威者となり，慢心しているものだ．
それは，患者さんに必ず伝わるものです．
自分がなおしたつもりでいるのはとても悲しいことです．
歯はたとえ1ミリでも削ったら元に戻ることはない．
そこに，歯科治療の限界があることを忘れてはいけない．

山田康彦

　歯科治療技術の結果は，時間が経ってわかるものです．
　それは，患者さんの口腔内でトラブルとして現れるのです．
　それは，補綴物の脱離であったり，破損であったり，2次カリエスや歯根破折なのかもしれません．
　長く，患者さんとのお付き合いが続くと，このような患者さんに遭遇し，未熟な技術や知識を反省するのです．
　それは，私が歯を削ったから，抜髄したから……治療をしたから起きたことなのです．
　10年後，20年後，30年後，40年後……患者さんの口腔内に，治療の結果が必ず出るのです．

私は，父の患者さんを長年メインテナンスさせて頂きながら，数は少ないのですが，治療の経験をしています．治療の原因は，患者さんのセルフケアの問題が大半を占めるのです．
　メインテナンスでの継続来院が続いている患者さんほど，削って治療すればいいのではなく，削らないことを続けることが大切なのだと痛感します．
　最近は"予防"という話をよく耳にしますが，予防は治療メニューのひとつではないのです．
　父の言う"削ることの罪悪"は，歯科医院で削らない歯科医療を目指すことの難しさを如実に示しています．
　ここに歯科医療の命題である"歯科医療の目的"について，明確な考えを持つ必要性があるのです．

Episode-7 ▶▶▶ こうして治療技術は進歩した ①

　父，山田康彦の名前を知らなくても，あなたもカートリッジ式伝達麻酔注射器は日常臨床でいつも使っていることでしょう．
　1982年，この注射器は父が考案し，商品化されたものなのです．
　当時，まだ多くの歯科用麻酔注射器がガラス筒だった頃，カートリッジタイプの浸潤麻酔注射器の発売は画期的なものとして普及しました．
　しかし，牽引機能を持たないカートリッジ式注射器は伝達麻酔には使用できず，ガラス筒注射器を使用していました．
　私が1986年，学生実習で抜歯のとき，伝達麻酔を用意したときは，まだガラス筒注射器でした．
　卒後，父の医院に勤務し，伝達麻酔がカートリッジ式注射器でできることを知って，便利さや技術の進歩を感じたのを覚えています．
　ただそのときは，まさか父が開発したものだとは知るはずもありません．
　10年もたったときのことだったでしょうか．父からこの注射器の話を聞いたのです．

　父は2種類の麻酔注射器を使用することに不自由を感じ，何とかカートリッジ式で伝達麻酔ができないものかと考えたそうです．何度も試作品を作り，臨床で使用しテストしたそうです．
　画像の注射器は，藤沢薬品に持ち込んだプロトタイプの完成品です．
　カートリッジのゴム栓にねじ込むらせん状の機構は，父が手でワイヤーを曲げて加工したものです．
　リングハンドルは自分の指にワックスを巻き付け整形し，キャストしたものに連結部のネジ部

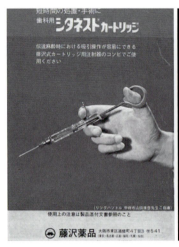 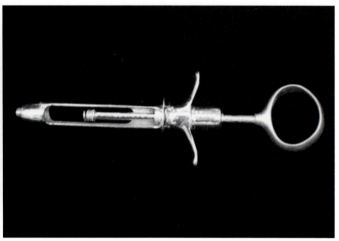

をろう着し，メッキ加工したものだそうです．

　現在の樹脂製のリングハンドルは，回転してもどちらからでも指が入り使用できますが，プロトタイプでは指の挿入方向が決まっており角度がついています．

　当時の雑誌広告に「リングハンドル　甲府市山田康彦先生ご指導」と記載されています（画像左下）．画像右は，父が製作したプロトタイプ．鋳造メッキ処理されたリングハンドルと牽引用プッシャー先端．

　父は，このアイディアを特許取得するべく弁護士である母の父親（私の祖父）に相談したそうです．祖父は「このアイディアは特許として独占するのではなく，医療の発展のために公開するべきだ」と説得し，父はそれに従ったそうです．
　こうして歯科治療技術は，興味や関心，そして工夫から生まれるのです．
　歯科医療が，こうした先人たちの努力のうえに成り立っているのを感じずにはいられません．

Episode-8 ▶▶▶ こうして治療技術は進歩した ②
ニューコンセプト　キャストパーシャルデンチャー　デザイン

　ここでひとつ父が関心を持ち，治療に力を入れた治療技術についてお話します．
　超高齢社会を背景に，QOLが求められ，歯科医療にもその波が押し寄せました．「入れ歯が合わない」「取り外し，清掃が面倒」「入れ歯を見ただけで老いた気分になる」「美味しくない」…．

こんな患者さんの要望から，現在インプラント治療が注目されています．
　しかし，ここ数年のインプラントに対するマスコミの批判は厳しく，現実にはインプラント治療に対する期待以上に，そのリスクが問題視されてきたのです．
　父は，このインプラント人気の背景に技術的な問題があるというのです．
　インプラントがまだなかったころから，欠損補綴はブリッジやデンチャーの技術進歩とともに存在しました．そして，あらゆる症例についてその技術で対応してきたのです．もちろん難症例はインプラントの登場で解決し，無傷の歯牙の不要な切削がなくなったのもインプラントという欠損補綴の新しい選択肢ができた恩恵であるのも事実です．
　1970年代にインプラント治療をはじめた父にとって，患者さんの抱えた問題を解決できる歯科医師であるためにあらゆる治療方法を学ぶことはひとつの手段に過ぎなかったのです．
　そもそも，インプラント治療を受ける患者さんは歯を失った方です．ということは，歯を失うような生活をしてきたわけです．欠損だけに目を奪われ，歯を失った原因を解決しなければ，いくら卓越した技術をもってインプラント治療を行っても砂上の楼閣，予後は見えています．
　父のインプラントが今でも問題を起こさないのは，患者さんのセルフケアへの意識の高さが大きく影響しています．高いセルフケア能力と継続するメインテナンスが可能にしたのです．
　これこそが，伝説の歯科医療のなせる業なのです．
　決してインプラント治療を否定するものではなく，ひとつの選択肢として確立しています．
　入れ歯が合わないのは，入れ歯を作る歯科医師の技術的な問題です．
　父は「合った入れ歯を作れない歯科医師にインプラント治療などできるわけがない．結果は見えている」と言います．
　父は，インプラント治療を学びながら同時期に新しい部分床義歯キャストパーシャルデンチャーに力を注ぎ，1972年，キャストパーシャル専門ラボを開設したのでした．
　1933年，ErdleとPrangeによって開発されたクロムとコバルトをベースとした金属床用金属

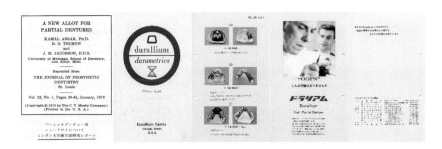

は，破折をはじめ多くのの問題を抱え，更なる開発が進んでいました．

1970年当時，日本ではまだレジン床義歯がそのほとんどだった頃，父は鋳造床の快適さや一体となるクラスプや連結子のデザインに関心を持ち，新しい鋳造床メタルの開発の情報を耳にし，米ミシガン大学のニューアロイの組成情報を入手すべく渡米しました．1972年，米ジェレンコ社にてキャストパーシャルデンチャー特別研修受講．米ドラリアム社と提携．キャストパーシャルデンチャー専門技工所　山歯技研を設立しました．

近年，インプラント治療がもてはやされ，患者さんも入れ歯を嫌がる昨今，インプラント周囲炎をはじめとするインプラントのトラブルが多数報告され，インプラント治療に対する警鐘が鳴らされ，あらためてデンチャーが見直されるようになってきました．

「入れ歯が合わないからインプラントにする」

患者さんはこのように考えてしまいがちですが，合う入れ歯を入れられない歯科医師がインプラント治療をして，うまくいくのでしょうか？

当時，質の高い歯科治療を求めていた父は，レジン床義歯からキャストパーシャルデンチャーによって咬合に配慮し剛性を求め，衛生的で審美的な快適性を求めたのでした．

そして，そのデンチャーデザインを考案し，キャストパーシャルデンチャーデザインブックを作ったのでした．

私の医院では，都心部であることからデンチャーの需要はとても少ないのですが，父のキャストパーシャルデンチャーのコンセプトのおかげで，入れ歯で困ったことがありません．鉤歯に問題が起きることも，インプラントと比較しても患者さんの満足度はとても高いと思います．

講演会での症例で，よくキャストパーシャルデンチャーを見かけるのですが，その設計があまりにも理論的でないことに驚かされます．

ここに父の残したキャストパーシャルデンチャーデザインのごく一部ではありますが，そのコンセプトを提示したいと思います．

キャストパーシャルデンチャーの鉤歯にかかるレスト，クラスプの設計です．

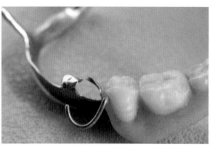

20年以上使い続ける父の作ったキャストパーシャルデンチャー
　近心レストと遠心バランスシート，そして0.9mm白金加金によるコンビネーションクラスプは先端のみ歯牙と接触．
　食物を食べると床が沈み鉤先端は歯牙から離れる．

レスト窩形成（Ball & soket）

　レスト窩は大臼歯で 1.2〜 1.5mm，小臼歯で 1.0mmのクリアランスが必要．

　多くの場合，対合歯咬頭頂が咬みこむため注意が必要（右図・グリーン）．

　×がレスト窩最深部．

　咬合接触時にレストと対合歯が咬合することで義歯は安定する．

　レスト窩はより深く，咬合面中心よりの方がデンチャーの沈み込みによる鉤歯への側方圧は小さくなる．

　遠心レストは歯牙を欠損側へ倒し，クラスプ先端は"くぎ抜き"のように作用する．

　近心レストは鉤歯を近心歯方向に押し，クラスプの先端は歯牙から離れ鉤歯に力がかからない．

　近心レストの場合，遠心バランシングプレートは粘膜上の床の沈下によって歯牙から下方に離れ，歯牙に側方圧がかからない．

　遠心レストの場合はレスト窩最深部からの距離が小さく歯牙に接触するポイントは症の沈下によって歯牙にダイレクトに遠心方向に引き倒す力となる．

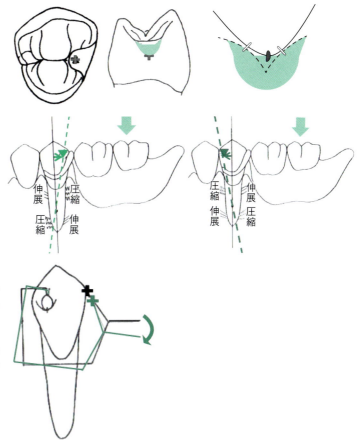

Episode-9 ▶▶▶ 芸術家としての歯科医師

　若き歯科医師は，目の前にいる患者さんの問題に対応する知識と技術を，残念ながらすぐに手に入れることはできません．
　そのため，どうしても技術の習得に急いでしまいます．
　例えば，審美充填のセミナーでは歯をどのように形成するかを教え，歯内療法のセミナーではどのように根管形成を行うかを教え，補綴修復のセミナーではどのように支台歯形成をするかを教え……．
　そこには歯牙や歯周組織，顎関節や筋肉の話はあっても，歯科的問題を抱えた患者さんの話は出てこないのです．
　歯科医療には，その問題に応える高度な知識や技術が求められることは確かです．
　父がこんなことを言っていました．

　「歯が勝手に歩いてくるわけじゃない．歯科的問題を抱えた患者さんが来院するんだ」と．

　歯科医療技術の進歩や応用は，これからも際限なく続くことでしょう．
　その進歩は，すべての患者さんが享受することができるものなのでしょうか？
　そして，その技術はどの歯科医師にも取得可能なのでしょうか？
　はたまた，老眼が進み，体力も集中力も気力も落ちる年齢になっても，その技術は変わらないのでしょうか？
　父は，65歳のとき，医療法人の理事長を退き私に譲りました．山梨の医院は勤務医に譲渡し，臨床を離れ，後進育成のための講義や執筆に勢力を注いだ時期がありました．
　67歳のとき，自分が長年診てきた多くの患者から切望され，新しい歯科医院ケンビ歯科を開設しました．
　フォローアップ中心の医院では，少しずつ治療を減らし後進への引継ぎを進めたそうです．
　80歳を迎えるとき，父は言いました．
　「そろそろ私の診なければいけない患者もいなくなりそうだ」
　父は，自分の体力の衰えやベストな治療を提供できない現実を知って，引き際を模索したのでしょう．それは自分の作品に満足できない芸術家のように．
　患者さんと真摯に向き合う父の，潔い決断でした．

Chapter 3
歯科医療の自由を求めて

自由への5ステップ
The Winning Combination—A Philosophy (M. William Locard)[9]

　父が，パンキーフィロソフィに共鳴し，活躍している歯科医師のひとりとして書評と推薦文を書いた『ザ・デンタルフィロソフィ　成功への哲学』(1987)の著者ウイリアム・ロッカードの息子ビル・ロッカードは，日本の歯科事情を理解し，憂い，日本の読者に向けてこう記述しています．

　日本の公的医療制度における治療費は，歯科医師の熱意に裏付けられた高度な知識や技術，経験を持ってしても，ときに難易度の高い難しい患者さんの場合には，どんなに時間をかけて卓越した治療を提供し，患者さんの満足を得られたとしても，あまりにも低額過ぎます．その結果，歯科医師は大きなストレスを抱え，欲求不満となり，葛藤するのです．
　現状の医療制度がどうであれ，あなたの立場にさまざまな問題があったり，働いている現状がどうであったとしても，歯科医業をどのように展開するか，誰のためにするのかということは，あなた自身にかかっています．
　この本は，あなたを取り巻くあらゆる囚われごとから，解放され自由を選択しようとする"あなた"を手助けするために著します．
　その自由とは，卓越性を達成するために必要な十分な時間とエネルギーを費やし，知り得た高い価値観に基準を置いて常に決断を下し，自らの本意に背くことなく，患者の幸せを願うことです．そして，患者の幸せは，あなたに精神的な安静を与え，経済的な充足感をもたらし，あなた自身の幸せとなるのです．それは，あなたの周囲を幸せにする"ゆとり"を手に入れるという"自由"なのです．

そしてそこには"自由"を手に入れるための5つのステップが書かれています．

1．Mission 使命：自分に課せられた責任を持って果たさねばならない任務
　　　　あなたにとって歯科医師の使命とは何か？
　　　　あなたの目指す理想の歯科医師像はどのようなものか？

　　　　　　あなたはどんな歯科医院にしたいのか？
2．Philosophy 哲学：あなたの使命を達成するための行動指針
　　　　　　どのような考えを信じているのか？
3．Goal 目的：使命達成のために果たさなければならない具体的で明確な考え
　　　　　　"目的"が具体的な使命達成の指標となるのです．
4．Target 目標：短期で限定的，予測可能な説明のできる考えであり，目標達成で完了する目
　　　　　　的達成のための到達点
5．Management 管理：使命の達成に哲学が調和し，そのうえで目標が目的達成に向かって
　　　　　　確実に進んでいるかを評価する．

　米グーグルで，かなり重要な役割を担うグーグル・クリエーティブ・ラボのエグゼクティブ・クリエイティブディレクターを務めるロバート・ワンは「"使命"などの形で，しっかりと役割を提示すれば，そこに共鳴する"人"が自然と集まってきて，その後もうまく続く良好な流れを創る」と言います．同じようなことは，80年代のスティーブ・ジョブズ氏も言っています．
　使命や目的を掲げることは，歯科医院にとって重要なスタッフに勤務し続けてもらううえでも重要な要素です．
　成功への5ステップは，まさに，伝説の歯科医療実践のためのプロセスを示したものに他なりません．

Section 1：Mission　使命

**医療はアートであり，取引ではない，使命であって商売ではない．
その使命を全うするなかで，あなたはその心を頭と同じくらい使うことになる．**

William Osler[10]

　あなたは，「歯科医師の使命は？」と聞かれて，すぐに答えられるでしょうか？
　卒後すぐに父の医院に勤務した私には，目の前の患者さんの問題を解決することすらできず，右往左往していたのですから，そんなことを考えるわけもなく，その後，ある程度の技術や知識を持つようになっても"使命"など考えにも至りませんでした．
　医院の経営を任されても，まだ考えもしなかったのが"使命"なのです．

治療においても，経営においても目の前の置かれた状況に対応することしか知らなかったのです．
　削って，詰めて，被せて，お金をもらう（Drill-fill-bill）が私にとっての歯科医療であった頃には"使命"などに関心はなかった，というより，これが歯科医師の仕事なのだと思っていたのかもしれません．
　しかし，それは大きな間違えでした．どれほど論文を読みエビデンスの高い知識を持つようになっても，卓越した技術の歯科医師に教えを請い，高度な技術を身に付けても，思うに任せないことがあるのです．
　それは歯科医療の対象である"患者さん"なのです．
　エビデンスの高い治療を受けてもらえない．
　予防に熱心でない．
　メインテナンスが継続しない．等々
　私の仕事"歯科医療"の対象は"患者さん"であるはずなのに，歯や歯茎にばかり気をとられ，歯科疾患を持った"患者"に目を向けようとしなかったのです．
　考えの及ばない私は，この大切なことに気づかず，追い詰められていったのです．
「正しいことをしようとしているのに，なぜ受け入れられないのか？」

Episode-10 ▶▶▶ 「腕がよければ患者は集まる」という幻想

　私がそうであったように，未だにこんな幻想に溺れる歯科医師が多いのは嘆かわしい話です．
　確かに患者さんが必要としているものは，われわれ歯科医療者の技術かもしれません．しかし，例え多くの歯科医師から高い評価を得る技術を持つ歯科医師であっても，患者さんから選ばれるとは限らないのです．
　こんな話があります．
　ある有名ホテルの総料理長が，休日に家庭で料理をすることになりました．子どもの注文は，カレーライスでした．彼は時間をかけ下ごしらえをして子どもが喜びそうな，それはかわいらしい，美味しいカレーライスを作りました．
「きっと子どもも喜んで食べてくれるに違いない」
　そう確信していた彼は，食べ終わった子どもの言葉にがっかりします．
「やっぱりいつものママのカレーが一番美味しいや…」

患者が求める歯科医療とは何か？

　患者さんは，最新の治療法や高い水準の技術だけを求めて歯科医院を訪れるわけではありません．その患者さんの性別，年齢，過去の歯科治療の経験，家庭環境，生活習慣，性格，体調…など，多くの因子によって患者さんが求めるものが変わるのです．

　よく考えてみれば，患者さんには歯科医師の技術の高さなど，治療前や治療中にはわからないのです．治療を受けるかどうかを決めるのは，治療の前ではありませんか？

　そのうえ，例え歯科医師が高い技術で治療を行ったとしても，よほど術前の状態が悪ければ別ですが，患者さんには治療の優劣の評価はできず，不快感がなければ「こんなものか…」「治療してもらったのだから当然」，高額な治療になればなるほど「あれだけ高額な治療なのだからよくなって当たり前」と考えてしまうものです．そこには喜びも，感謝もない．場合によっては患者さんの期待した結果と食い違い，抗議を受けることさえあり得るのです．実際にこのような状況で訴訟を起こされ，歯科医師が敗訴する例が出ているのです．

　歯科医療の結果がでるのは10年後，20年後…．だとすると，もちろん高い技術も必要ですが，それ以上に患者さんからの強い信頼を得て，患者さん自らが健康であるために努力する．そのことのほうが，長く問題を起こさず，よい結果を出せるのではないでしょうか？

COLUMN
Why?がMissionを創り出す

　検索サービスGoogle，Google mapの提供，スマホ用の基本ソフトAndroid，自動運転車装置など多種多様な事業を手がける米グーグル．この会社をひとつにまとめている創業以来の"使命"を謳った文章があります．

　「世界中の情報を整理し，世界中の人々がアクセスできて使えるようにすること」

　一見バラバラにみえる各種事業も，この"使命"が基準になっています．

　米アップルには，故スティーブ・ジョブズ氏が同社に戻った後，1997年に作られた「Think different」というＣＭの詩が"使命"に当たります．

　枠にとらわれず情熱を持って挑戦を続けたクレイジーな人々が，世界を変え「人間を前進させた」と謳います．

　この"使命"を明確にするためのヒントがここにあります．

　英国の作家サイモン・シネック[11]は，以前TEDというイベントで「優れたリーダーはどうやって行動を促すか」というテーマで講演しま

COLUMN
Why?がMissionを創り出す（つづき）

した．
https://www.ted.com/talks/simon_sinek_how_great_leaders_inspire_action?language=ja

　多くの企業は，次は何をつくるか？　どうやってそれまでの製品や競合との違いを打ち出すか？　をまず考えます．しかし，違いを生み出す会社は，会社の"核"をなす価値，つまり「なぜ，われわれの会社はこの世にあるのか？」から考えはじめるというのです．アップルであれば「われわれは世界の人々を前進させる」と考え，どうやったらその価値に寄り添いながら良い製品ができるかを考える．そして"自分の信じるものを信じてくれる人に提供する"のです．だから，全身全霊を持って取り組めるのです．

　「What」→「How」→「Why」ではなく，「Why」→「How」→「What」

人は"何を"ではなく"なぜ"に動かされる

　歯科医師は「何をするのか？」ではなく，「なぜ歯科医療をするのか？」
　「何をするのか？」から考えると……
　歯科医師は，高い治療技術を患者に提供する
　⇒どうやって高度な知識と技術を身に付け，患者にわかってもらうか？
　⇒患者がそれを求めるので儲かる

　「なぜ歯科医療をするのか？」から考えると……
　私は「歯科医療によって患者を幸せにする」
　⇒「どうやったらその価値に寄り添いながら良い治療ができるか？」を考える．
　⇒そして「自分の信じる価値を信じてくれる人に，この歯科医療を提供する」

　このゴールデンサークルの理論にもとづき，アップルは同じコンピューター会社ですが，DELLとの違いを明らかにしています．それは，

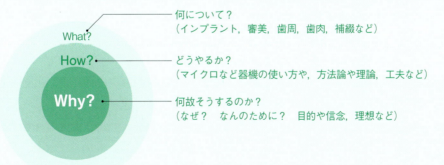

What? ── 何について？
（インプラント，審美，歯周，歯肉，補綴など）

How? ── どうやるか？
（マイクロなど器機の使い方や，方法論や理論，工夫など）

Why? ── 何故そうするのか？
（なぜ？　なんのために？　目的や信念，理想など）

Chapter 3　歯科医療の自由を求めて

COLUMN
Why?がMissionを創り出す（つづき）

商品説明ではなく，何をしたいか，から語っているからです．

歯科医院でも"治療説明"ではなく，なぜ治療を受けるのか？ 何をしたいかを聴きだし，応えることが大切なのです．

その考え方に共感した患者さんが，その歯科医院，その治療方法のためにではなく，「自分のために」来院するのです．

これは大脳生理学的にも明らかで，理論的な学習，思考「What」を司る大脳新皮質ではなく，本能的な欲求「Why」を司る大脳辺縁系が記憶や自律神経活動に関与して人間の行動を決めるものとして重要だからです．

これは患者さん，スタッフ，そしてあなた自身の行動の原点にあたるもので非常に重要だと考えます．

あなたにとって歯科医師の使命とは何か？

あなたの目指す理想の歯科医師像はどのようなものか？

あなたの歯科医院の使命は？

そして，その使命を達成するためには，どのような行動指針が必要なのでしょう？どのような考えを信じたらよいのでしょう？

Episode-11 ▶▶▶ 人間歯科医療の提唱 （YDRG Post 1974 FEB 5 より）

1974　YDRG President　山田康彦

一人の患者さんの，次々と失われていく歯牙を目の前にして，私の技術がもっと高ければ，この歯は抜歯をしなくても，良かったのではなかろうか？ と思い悩む，不満と欺瞞の毎日．もっと誇りある，堂々とした歯科医療はないのだろうかと考える．このような時期に近代歯科医療の姿に接したとき，私達は電撃のような，激しい衝撃を覚えた．そしてこんな素晴しい歯科医療があったのかと，感激したのです．

私達が，自分の行った診療について，責任を持つことは，歯科医に限らず，全ての職業人に要求される，最低限のモラルです．しかしながら，われわれ歯科医の場合，このモラルを遂行する為に要求されるものは，常に最高の歯科技術なのです．国民の全ては，最も進歩した歯科医術を，何事も差別される事なく受ける権利を持つものです．私達が患者さんのために最新の歯科医術を身に付ける事は，歯科医としての最低限の義務を果しているだけで，極く当然のことです．

私達は謙虚でなくてはなりません．

素晴しい近代歯科医学も，それを行う歯科医の心次第で，凶器にもなります．

私達は患者さんの幸せの為に，歯科医業を行なう者でなければ，なりません．

私達は医学的必要性によって，歯科医術を行ないます．

決して，私達歯科医の経済的必要性によって，行うものではありません．また，健康保険制度の必要性によるものでもないことも勿論のことです．

このように厳しく，又，歯科医であれば当然守らなければならない道をふまえて，同時に確かな，人生の成功への道を私達は，進まなければならないのです．

私達は患者さんの訴えや要求を主体とした，一歯単位での緊急治療主体（Emergency Dentistry）の診療生活を改めなければなりません．

私達の考えは一歯単位の治療から一口腔単位の治療へ，そして顎口腔系の考え方から，一人間単位の考えへと進み，そして，社会的，国家的思考へと進歩し続けなければなりません．

その考え方の段階では，その段階毎の歯科技術が必要でありフィロソフィーもその段階で確立されるはずです．

"良医は病を治し，名医は国を治める"

私達が一本の歯を助けようとするとき，必ず，一口腔単位の問題に遭遇します．一人の患者さんの歯を，如何に治そうかと考えるとき，必ず患者さんを取りまく，社会的問題があらわれると同様に，一口腔単位の治療を考えるときに，そこには一人の人間の，精神的，社会的，経済的，生物学的側面に目を向けなければ，快適に治療を終える事はできないでしょう．

南山大学の澤潟久敬教授[12]は，「私達は人間を単に生物として考えるのみでなく，1）精神的な存在，2）生物的な存在，3）社会的な存在，4）経済的な存在，として考え，"人間全体として把握する所に医療がある"」（医学の哲学　誠信書房，1964）と述べています．

此処に，私の提唱する人間歯科医療の目的があり，この事が私達を確かな成功に導く鍵であると信じるのです．

真に患者さんの協力者となろうとする歯科医師は，患者さんの悩みを吸い上げる心の余裕，言い換えれば，高い人間性を持たなければなりません．

喜びや悲しみを心で感ずる事ができる人間性です．

Y.D.R.G. の最終目標も高い人間性を養う事であり，非人間的な歯科医（金や権力の亡者）にどうして真に患者さんを救い，心から喜んで頂くことができましょうか？
　悩み，苦しみ，そして，他人を認める事から，はじめたいと考えるのです．
　「歯科医学は科学に裏付けされた技術である．然し，科学は全てでは無い」
　有名な言葉ですが，私達 Y.D.R.G. はその全てでない部分を，科学しなければならないと考えるのです．

人間は，全ての物の尺度である．
アレキシス・カレル [13)]

Episode-12 ▶▶▶ 「患者さんに愛される歯科医になるのだよ」

山田桂子

　私は，ある新人歯科医師の面接の後，院長に何を話したのか尋ねました．
　「患者さんに愛される歯科医になるのだよ」
　ただそれだけ？　彼も首をかしげていました．
　さもない事のようですが，これこそ将来，若き歯科医師の持つべき動機と目標なのです．
　そして数年後，その新人歯科医師は私に言いました．
　「とうとう院長と同じように患者さんに愛されるようになりました」
　愛される＝相互に尊敬，信頼すること．
　その証は，患者さんが周囲に「私の歯科医院（主治医）」と胸を張り話すようになったときです．
　患者さんが紹介でお出でになるのです．
　こうして新人歯科医師は当院を卒業していきました．
　歯科医療スタッフは，医療人として患者さんを愛したことへの感謝と誇りを，患者さんと共有するのです．
　1987年，北海道の DRIH のアメリカ研修のとき，ミルウォーキー MDRG のホフマン先生のオフィスでのことでした．

　ホフマン先生が「僕は，患者さんを愛している．もう70歳過ぎても患者さんに……」と言いながら，私の頬にキスをして「ノープロブレム」と肩をすぼめました．
　主人も私も他の先生もこのハプニングに驚き，写真まで取ってくださいました．

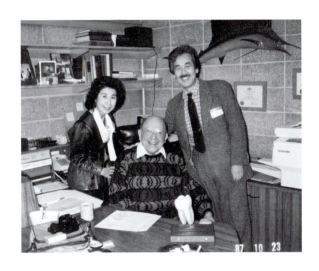

このとき，このパフォーマンスは，先生方に「患者さんに愛される歯医者になることは患者さんを愛すること」と，その大切さを示すものだったのです．

「患者さんに愛される歯科医になるのだよ」

そのとき私達は「なるほど！」と納得したのでした．

まずは患者さんとの出会いを大切に．

鏡の前でマスクを外して，初対面の挨拶の準備をします．

ユニホームを正し「表情美学」[14]から"スイッチオン"の出会いの顔．

鼻から空気を胸に静かに吸い込むことで，姿勢が良くなり，顔は明るく，口角が上がる．

心理学的調査によると，この顔は，相手に「受容」の合図として「I am OK！」をメッセージします．

山田歯科医院に勤務したどの先生も，患者さんとの最初の出会いを恥ずかしがったり，「こんなことして何の得があるか？」「時間の無駄では？」と嫌がったりしながらも，とにかく院長命令で励行することになるのです．

やがてこの挨拶は，日常になっていくのです．

歯科医院での患者さんとの最初の出会いを素晴らしいものに演出するのです．

患者さんの身になれば，社会のどこの場でもまず"挨拶"からはじまるこの手続きが，歯科医院ではマスクで顔も見えず"挨拶なし"がまかり通っているのは，いささか失礼なことと思うのですがいかがでしょう？

Section 2：Philosophy　哲学

歯科医院を開設，経営していると，いろいろなことが起きます．もちろん，歯科医学で解決できる病変や症状は歯科医学的知識や技術，経験で解決できると思います．ですが，歯科医師の仕事，院長の仕事はそれ以外にたくさんあるのです．

そこが開業医と勤務医の違いといってもいいでしょう．
　開業歯科医師は，歯科医師として治療するだけでなく，歯科医院という事業体を運営することが必要となります．そこでは経済面からの視点で考えることが必要でしょうし，患者さんやスタッフの人事に関する問題は道徳や倫理，作法やマナーなどマネジメントに関わる感覚も必要となります．
　開業歯科医師に求められるものは，治療技術に精通した「専門性」だけではなく，総合的に判断する能力が要求されるわけです．
　どんなに経営的に必要であっても，倫理的に許されないことがあったり，歯科医学的に正しいことでも，経営的に成り立たなかったりします．
　「哲学」というと，「とっつきにくい」「難しい」と皆さん拒絶反応が出るようです．哲学は，さまざまな学問領域を網羅して，人としての立場から科学を束ね統合する立場に位置している学問です．個々の学問では，答えられない「生と死」の問題や，「生き甲斐」「愛について」「幸福とは何か」「美とは何か」などが対象分野となっています．
　歯科医療には「関係ない」と思いますか？　でも実は，世界中の人が，その瞬間瞬間，哲学に基づいて判断を下しながら生きているのが現実なのです．
　間違った判断を続ければ「流されて」，結果は，因果応報「こんなもんだ」とだらだらと流されてしまいます．
　現在直面しているさまざまな問題に，哲学は，本当に正しい答えを導き出す大きな支えとなるのです．
　あなたの歯科医師としての「使命」を裏付け，強化し実践させるのも Philosophy　哲学です．
　歯科医療において最も有名な哲学が，"パンキーフィロソフィ"です．

哲学における概念や原則は時の試練に耐えるもの，すなわち，時代が流れ，経済や流行に変化が起きても不変なものなのです．

　例えば，哲学書というべき聖書が，世界で一番読まれている書物であることからもわかります．
新約聖書
　「求めよ，さらば与えられん．尋ねよ，さらば見出さん．門を叩け，さらば開かれん」
　（マタイ 7:7，文語訳）
　「求めなさい．そうすれば，与えられる．探しなさい．そうすれば，見つかる．門をたたきなさい．そうすれば，開かれる」（新共同訳）

パンキー先生は，その哲学を1956年に考案されましたが，その考えは今も全世界で語り継がれるいわば歯科界の聖書なのです．

Episode-13 ▶▶ 経営者になる

　歯科医師として，父の医院で勤務をはじめて3年くらいたったころでしょうか．

　父が「そろそろこっちに来なくてもいいか？　自分で頑張ってみなさい」と言い出したのです．母から漏れ聞いてはいましたが，まだまだ半人前の私を院長として独り立ちさせようという父の考えは，私にとって嬉しくもあり，心配でもあり，内心心細く感じていたのでした．

　父は，私が前に進むための"覚悟"を決めさせたのです．

　ときはバブル崩壊が噂され，経済危機が迫り来る頃，何も知らない私は世の中の変化にまったく気づいていませんでした．

　政治や経済などまったく関心がなかった私が，バブル崩壊を感じたのは，それまで提示すれば治療を受けてもらえていた自費診療が，患者さんの財布のひもが閉まりはじめ，契約が決まらなくなり，収入が減った患者さんが，メインテナンスさえも来られないと涙ながらに治療継続を断念する光景を目の当たりにしてからでした．

　患者は減り，暇になるとスタッフはなぜか辞めていきました．

　結婚する．開業する．事情はそれぞれでしたが，気がつくと10名いたスタッフは歯科衛生士1人になっていました．

　1日7，8人の患者さんを診るようになり，時間ができ，改めて歯科医院の経営者として考え直すよい機会となりました．

　"ライオンは子どもを奈落の底に突き落とす"と言いますが，まさに突き落とされた子ライオンの心境でした．

　あまりにも勉強不足で，医院の経営上の現状も把握できていない私は，経済的な危機感よりも今までの順調な診療とのギャップに戸惑いを感じずにはいられませんでした．

COLUMN
歯科医師の人生：Cross of Life, Cross of Dentistry

1957年，はじめて歯科医師の前で，患者さんのために心をつくした歯科医療を語り，実践し，全世界に影響を与えた歯科医師．

米国マイアミにL.D.パンキー財団があり，全世界から多くの歯科医師たちが集まりその教えを学んでいる．成功者として著名な歯科医師たちは必ずこの教えを学んでいる．

パンキー先生は，1956年アリストテレスの教えから「人生の十字」を考案されます．

幸福とは仕事，遊び，愛，祈りのバランスが作り出すと言っています．

そしてこの十字を歯科医療に応用したものが「歯科医療の十字」です．

歯科医療によって私たち歯科医師にもたらされる成功とは，金銭のみで評価されるのではなく，歯科医療に対する感謝の気持ちや「ありがとう」という心からの言葉でもたらされるといいます．

これが歯科医療の「喜び」や「幸せ」となるのです．

そのためには以下の4つが大切だというのです．

・あなた自身を知りなさい
・あなたの仕事を知りなさい
・あなたの患者を知りなさい
・あなたの知識を応用しなさい

人間は，常に自分はいったい何者なのかと自問自答して生きるといわれます．

「自分のことは自分が誰より知っている」と言いますが，本当でしょうか？

自分の選んだ歯科医師の仕事ですら，考えようともしなかった自分がいたのです．

歯や歯茎にばかり関心があり，患者さんのことなど何も知らずに治療していたのでした．

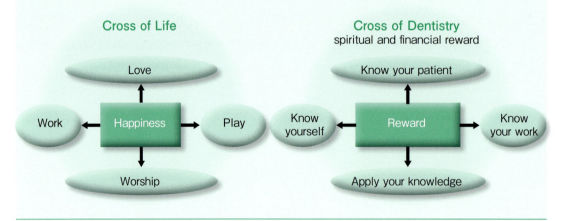

Episode-14 ▶▶▶ 覚悟を決める

　人は，夫々の己の人生において，どんな人生を過ごすかは，その人の持つ人生観によって決まって来ると言っても過言ではない．
　何故なら，人の一生は，その人の，思考の産物だからである．
　良くとも，悪くともそれは，自分の考えから起きた行為の成せる業であるからだ．

（ジェームス・アレン）[15]

　歯科医師の人生観は，歯科医師として過ごした臨床の中から生まれた自己の考える歯科医療の色彩を色濃く帯びている．それは，日々の診療の中でどのくらい歯科医療に思い入れを込め，社会や患者の期待に応えるかという心構え，すなわち"覚悟"によって決まって来る．そのことは，歯科医師である以前に，社会によって形成された，個人の人格にまでさかのぼって，愚考すべき事柄である．
　古来医療は，ときの為政者や役人の手にあり，政治の道具とされてきた．現在の日本の社会においても厚労省は点数の傾斜配分という商業主義の手法を用いて医療の誘導を行っている．
　良い歯科医師たらんとするには，まず，ちっぽけな自我を超えなければならない．
　歯科医師の社会に対する責任を自覚し，実践することによってプロフェッション（p.58参照）としての信念が生まれ，誇りと威厳が身につくはずである．
　「医療の正義」を愛と正義を持って行うことが求められている医療と生命の尊厳を守ることが必要だと私は考えている．
　不安や心配は不要である．名声や富は成功者のあとから必ずついてくるものだから．
　時代は益々複雑化し，混迷と低迷を続けている．その不確かな流れを超えるためには，歯科医師一人一人の自己犠牲を伴う覚悟が必要なのだ．
　何らかの組織や政治があなたの責任をとってくれることは決してありえないのだから．

山田康彦　　2014年11月21日

　父の言うように，歯科医師の人生観の違いは覚悟の違いだと私は思います．
　"人は自分自身の創造主である"
　世界で2番目（1番目は聖書）に多く読まれている書籍を書いたジェームス・アレンの言葉です．

Commitment[16]
In 1925 I made a commitment: I would never take out another tooth as long as I lived. It was during that long drive over the "highways" of 1925 - thinking of my recent experience and the poor treatment my mother had received - that I made my commitment: I was going to dedicate the rest of my life to trying to save people's teeth. Prevention along with operative and restorative dentistry were the roads I wanted to take.

L.D. Pankey

あの偉大なパンキー先生ですら，1925年，こうして予防を志し，人生において歯を抜くことをやめると誓い，ご自分の意志を文章として提示し，実現するための強い意志に代えたのです．

ある日，父の書斎でこんな言葉の張り紙を見つけました．
①流行は成り行きにまかせる
②大切なことは道徳に従い
③芸術は感性に従う
④行蔵は我に存す，毀誉は他人の主張，我に与らず我に関せずと存候

我が行いは自らの信念によるものである．ほめたりけなしたりするのは人の勝手である．私には関係ない．誰にどう書かれてもまったく異存はない．

福沢諭吉が書いた『痩（や）せ我慢の説』に対する勝海舟の有名な返事です．
命を賭けて，信念を持ってやったことを福沢ごときにとやかく言われる筋合いはないというのです．
父が1970年代にブラッシング指導をはじめた頃，周囲の歯科医師はとても冷ややかな目で陰口をきいたそうです．さらに，定期健診をはじめるとまるで変人扱いされたそうです．そのうち，時代も変わり情報が行き届くようになると「先進の技術と予防」などと褒め殺しにあったと聞きます．
若かりし日の父の苦悩が伺われます．

Episode-15 ▶▶▶ 至福の時

2014年11月11日，父の50年来の患者さんご夫婦が，ロンドンからメインテナンスにお出でになりました．

私も子どもの頃から知っている患者さんであり，今では友人でもあるそうです．

考えてみてください．50年間，しかもロンドンに移住してからも怠ることなく半年に一度は必ずメインテナンスに来院されていらっしゃるのです．「専門家が言うから」とか「行っていると調子がいいから」などというレベルで，これだけ長く通い続けるわけがありません．

私は，20年同じ美容師にお願いしていますが，自立し開業したのがたまたま近くだったので通い続けていますが，遠く離れてしまったら多分行かなくなってしまうでしょう．気に入った髪形にしてもらえる馴染みの美容師以上に，こと健康に関する信頼できる歯科医師の存在は安心に通じるものだと思います．

来院当時の治療からほとんど再治療もなく80歳を過ぎました．

患者さんは，父に会うのが楽しみのようで，お出でになるといろいろな話をされます．生活のこと，体調のこと，趣味のこと，旅行のこと…．

その後，父が口腔内を拝見し，その指示で歯科衛生士が検査や指導をします．

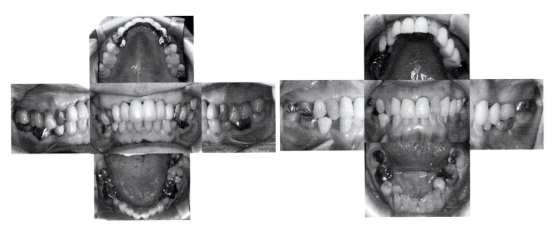

ご主人（左）と奥様（右）の口腔内．初診当時の治療から歯は1本も失っていない．
奥様の♯37の咬合調整のみ私が行ったが，「なんでも美味しく食べられて快適．幸せです」と笑顔でおっしゃいます．

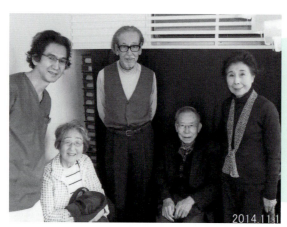

写真はメインテナンスを終えて
至福のひととき
これこそ歯科医療の醍醐味
加藤栄一・薫子ご夫妻と

COLUMN
Profession　プロフェッション

　われわれ歯科医療従事者と患者さんとの関係は，医療を提供する側とそれを必要とする側といった関係以前に，一人の人間が他の人間と関わることによって生まれる，ひとつの，または一連の体験であると考えられます．

　しかし，その体験は特殊な種類の体験で，その特色は「体験するお互いがともにニードが満たされる相互に意味のある体験」である必要があるのです．

　患者さんは，提供される医療によって満足することは可能ですが，われわれ歯科医療従事者の職務は 3K・5Kといわれる職務であり，満足など職務を通して感じ得ないといった反論もあることでしょう．しかし，患者さんとの良好な関係を築きながら，そして仕事仲間，その他の人たちとの有意味な接触を通して，自らの職務の必要性，重要性，価値をそれらの関わりのなかから体験することができれば，いくつかのニーズは満たされるのではないでしょうか？

　歯科医療従事者の職務は，決して金銭だけで評価されるものではなく，患者さんの回復の体験や感謝の言葉といった精神的な評価を受けることができるのです．これらの体験が 3K・5Kといわれる職務を他の職業では体験できない感動と満たされたあの感覚を与えてくれるのです．

　このように，われわれ歯科医療従事者と患者さんとの関係は，良好な人間関係構築における人間対人間の相互的なプロセスであるといえます．

　私たち歯科医療者の仕事は"プロフェッション"といって，一般的なプロフェッショナルと

COLUMN

歯科医師の人生：Cross of Life, Cross of Dentistry（つづき）

は区別される職業なのです．知っていましたか？

　プロフェッショナル（Professional），いわゆる"プロ"は職業上，「その分野で生計を立てていること．専門家，ある分野について，専門的知識・技術を有している人」（Wikipedia）を指します．

　このプロに対してプロフェッション（Profession）とは，西欧で，宗教家・医師・弁護士（3大プロフェッション）を指し，「人のために尽くすよう天地神明に誓うことが求められる専門職」を指すのです．

　これだけでも「聖職」といわれる仕事であると感じますが，プロフェッションは通常の専門職プロとは違い，金銭的な報酬だけでなく，精神的な報酬を受けることができるのです．

　他の業種でどれほどすぐれた接客をし，美味しい料理を出し，お客さんが喜んだとしても，お客さんはその代償として料金を支払い，店側が「ありがとうございました」と礼を言うことでしょう．しかし，歯科医院ではどうでしょう？患者さんは治療にお金を支払い，そのうえ患者さんから「ありがとうございました」とお礼の言葉を頂き，医院側は決して「ありがとう」とは言わないのです．

　購入したお客さんと売ったお店といった利害関係ではなく，その患者さんのために尽くした歯科医療者と，その行為に満足した患者さんという良好な人間関係が作られるのです．

　この患者さんと歯科医療者の関係が，歯科医療者の力となって医院を創っているのです．

　あるとき，私の患者さんで某大手美容外科の外科部長が言いました．

　「いったいこの歯の治療にどれだけ多くの時間がかけられるのですか？　私なら治療時間で30分なら実際の手術時間は10分ほどで同じくらいの費用をもらっています．安過ぎます」

　同じ医療であっても商売的には決して割が良い職業とは言えない"歯科医療"ですが，その分，歯科医療者の精神的な満足度はとても高い職業だと思うのです．

　それは，治療後も続くメインテナンスでの来院や，患者さんとの良好な信頼関係が物語ります．

　10年，20年，30年，40年……孫子の代まで続く信頼関係が物語るのです．

COLUMN
Cross of Dentistry

精神的，物質的報酬　spiritual and financial reward

患者満足と歯科医療者の満足

　歯科医療の主役である患者さんが求めている歯科医療とは，いったいどんなものなのでしょう？

　患者さんは何をもって"満足"と感じるのでしょう？

　患者の歯科医療に対する要望内容の推移（厚生労働省保健福祉動向調査 2003）では，保健給付の拡大を臨む声が年々減り，治療についてのわかりやすい説明を求めるものは年々要望が高まってきています．

　金額よりも歯科医療の"質"を求める傾向が強くなっているのです．

　歯科医療経済の低迷を背景に，歯科界でも歯科医療における CS（顧客満足：Customer Satisfaction）を取り上げる経営セミナーが盛んなようです．

　流行る歯科医院にするには CS を高める，すなわち，

①休日，夜間診療の導入　⇒患者が来やすい
②患者対応力の向上（接客）⇒患者の消費者化
③医院の特徴のアピール　⇒ホームページの普及

などがあげられ，実際にここ数年で休日・夜間の診療を行う歯科医院は急速に増え，年中無休，24時間診療まで出現しています．

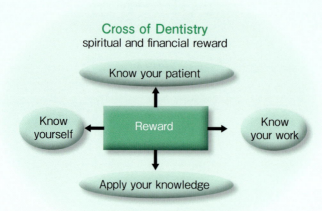

Cross of Dentistry
spiritual and financial reward

- Know your patient
- Know yourself
- Reward
- Know your work
- Apply your knowledge

COLUMN
Cross of Dentistry（つづき）

　最近では，新規開業医への融資の条件として金融機関が土曜，夜間診療を条件とすると聞きます．

　スタッフに対する，スチュワーデス OGなどによる接遇セミナーも大変盛んなようです．医療においてはタブーとされていた広告・宣伝が，IT化の波によりインターネット・ホームページでの医院紹介，書籍，院内誌の発行などの戦略が打たれています．

　最近では，そこかしこに「休日・夜間診療」の掲示を見かけるようになり，医院スタッフの対応もいわゆる"イヤな感じ"の対応はめったにみられず，逆にデパートの案内嬢並の対応は普通になり，ホームページを持つ歯科医院もあたりまえになりました．

　時代の流れによって，歯科医療に求められることが大きく変化していることがわかります．

　誰もがこれらの経営戦略を取り入れた結果，一時的な患者満足は得られましたが，結果的には医院の差別化にはならず，時間とともにその効果は薄らいでいます．

　それだけではありません．「休日・夜間診療」はスタッフの長時間就労を余儀なくするか，もしくはシフト制やアルバイトスタッフの導入でスタッフの質の管理が非常に難しくなってきます．常に入れ替わるスタッフに対し，患者さんは，その場限りの対応に寂しさを感じてはいないでしょうか？

　歯科医院経営を，一般消費（物品売買）と同じ視点から経営戦略を立てるのは，医療倫理上いかがなものでしょう？　それは歯科医療が，経済的な利益追求のみを目的とせず，公益性や健康観の向上など金銭では評価されない社会的な側面を多く持っているからです．

「そんな甘いことを言っていると足元をすくわれる．まずは患者を集め，売り上げをあげること」と，昨今の経営コンサルタントは言うかもしれません．増患対策で患者が増えても，スタッフの対応力が低ければ，いずれ患者は去っていきます．営業トークで自費契約が増えても，実力の伴わない治療技術はいずれ結果が出るのです．

　歯科医療スタッフが，真摯に患者さんと関わり，良好な人間関係を構築してこそ可能なのが，患者さんの健康観や価値観の向上なのです．ところが，弁護士と違い，患者さんと話すことで売り上げをあげることができない歯科医療では，単に経営的側面からだけみれば患者さんとのコミュニケーションは"無駄"と考えられ，その時間は削られるのです．

　患者さんの求める安心感や信頼を無視した効率化や，集患を目的とした戦略が，歯科医療に適応するわけはありません．

　真の患者満足とは何か？

　それは，歯科医療スタッフが"使命"を達成できる環境が与えられ，活き活きと活躍するこ

> **COLUMN**
> **Cross of Dentistry（つづき）**
>
> とではじめて実現できるのです．
> 　このような患者さんの満足の前提にある歯科医療スタッフの満足を，従業員満足 ES: Employee Satisfactionと言います．
> 　すなわち，患者満足 CSを得るためには，歯科医療技術以外に従業員満足 ESが必要ということがわかります．
> 　それは患者自身の心理の中で，治療の結果が良好であるという身体的な満足のみならず，そこに到達するまでのプロセスにおいて，かかわるすべての事柄について「自分を大切にしてくれた」「親身になって私のことを考えてくれた」という精神的な満足感が歯科医療者に対する"感謝の心"によってもたらされるものなのです．
> 　従来，医療は崇高なもので，患者さんに"見返り"を求めるなどタブーとする傾向がありました．
> 　しかし，歯科医療スタッフへの患者さんからの「ありがとう！」の言葉なくしてスタッフの満足は得られず，良好な歯科医療は成り立たないのです．彼らが満足して働くためには，精神的満足と物質的満足の両方を満たす必要があるのです．
>
> 　まさにパンキーの Cross of Dentistryに示されたことなのです．

Episode-16 ▶▶▶ ポリシー　Policy

　1971年当時，私（山田康彦）がYDRG（山梨デンタルリサーチグループ）の総会の席でヒューマンデンティストリー（人間歯科医療）の実践を提唱してから10年を経過いたしましたが，今日でも相変わらず歯科医療の荒廃が社会問題として各方面において，いろいろと取沙汰されています．

　歯に関わらず，すべての病気がそうでありますように，病気の発生は環境の変化に対する個人の精神と身体との適応の誤りといえます．

　もし，医療によって，その過ちの結果である病変が修正されたとしても，環境と心との間の不調和が放置されたままであれば，ますます病気に対する心的な感受性は高まり，病気への傾斜をかえって強めると考えられます．

　医療が，病気である部分の治療だけに終始すれば，最新の医術も，医療機器も悪魔の呪術に成り下がるでしょう．

山田康彦

これは，父が1980年，東京に理想の歯科医院を開設するにあたって書いた「私のポリシー」からの引用です．

1971年から45年以上の年月が経過していますが，歯科医療はいまだに同じ問題を抱えているのがよくわかります．

歯科医療が，口腔にばかり目を奪われ，その問題解決に追われている間に，患者さんは当時よりもむしろ治療技術や器機，材料に依存し，まるでこれらのモノによって口腔の健康を手に入れることができると錯覚しているかとさえ思える昨今です．

そこにはインターネットの普及による誰でも簡単に，しかも無料で歯科医療に関する情報を手に入れることができることが良くも，悪くも影響しているでしょう．

知識のない患者さんが，このような情報に影響を受けるのは仕方のないことですが，そこに歯科医師が迎合し，ただインプラントや審美的な修復物を提供するのは歯科医療といえるのでしょうか？

歯科医院での仕事が"モノ売り"ではなく"医療"であるためには，明確な"歯科医療の目的"を掲げる必要があるのだと思います．

ポリシーとは「目指す方向」を示すもの

1980年に示された父のポリシーを，私は継承者として誇りに思います．

Episode-17 ▶▶▶ 「先生」と呼ばれて

1987年，歯科大学を卒業したばかりの私は，敷かれたレールにただ乗るように，迷わず東京渋谷の父の分院に勤務したのでした．「迷わず」というと明確な意志を持ってのことと思われるでしょうが，実は，社会人1年生の私には社会人としての自覚もなく，働くことに対する考えも何もなかったのです．今を思うと，好きなスポーツや趣味，友人との時間に多くの時間を費やした学生時代を過ごした私になど，歯科医療の何たるかなど皆目見当もつかないどころか考えたこともなく，ただ父だけが歯科医師として身近で知っている唯一の存在だったのだと思います．

私の歯科医師像は父以外にはなかったのです．子どものころから遊び場は診療室と技工室だった私が見ていた父の姿は，どこか自宅の居間でくつろいでいる父の姿とは違う印象を持っていました．子どもながらに診療室内の緊張感を感じ，診療室に入ると静かにしていたのを覚えています．

そんな私が，歯科医師免許を手にした瞬間から「先生」と呼ばれる歯科医師になってしまうのですから大変です．歯科医師なのだから当然？でしょうか？　技術も知識も経験のない私にあったのは歯科医師免許という資格だけで，そんな"紙切れ"では目の前の患者さんに満足していただくことなど到底できるはずもありません．

　医院では，私に歯科医師としての"役割"がありました．毎朝，出勤すると白衣に着替え，歯科医師に変身し，その役割を果たし，代償としてお金を頂くことが歯科医師の仕事なのだと思ったのだと思います．
　そんな私が歯科医療について考ることや，勉強しようなどと思うわけがありません．
　ただ目の前にいる"患者の口腔内の問題を解決する"ことが歯科医師の仕事なのだとなんの疑問も持ってはいませんでした．

　あるとき，40代後半の会社経営者の患者さんに「（なんだ偉そうに，歯を磨けだと．子どもじゃあるまいし）そんなことわかってる！」
　歯科衛生士が指導しても磨いてもらえず，プラークがたくさん残り，歯肉炎が治らないというのです．私からその患者さんに言って欲しいといわれ注意をしたのです．そのときの私は「歯科医師として正しいことを言っているのに，なぜこんなふうに言われなきゃいけないんだ」と理不尽にさえ思えたのです．

　そんな姿を父はなにも言わず傍から見ていたのでしょう．患者さんが帰り，医局に戻った私に「どうした」と声をかけ，事情を聴くと，「考えてみろ，社長になり周囲から指導など受けることなどない地位にいるその患者さんに，歯科医師とはいえ30歳前の若造が指導したのだから怒りもするな……」となだめたのです．

　その患者さんが怒り出したとき，私の中では正義感だけが先立ち，歯科医学的な正しさを否定する患者さんの言動に腹が立ったのですが，そのとき私がみていたのはプラークや歯茎で，患者さんではなかったのです．
　患者さんの考えや立場，背景となる生活や年齢，性別に至るまで，ひとりの人間としてとらえ，踏まえたうえでどのように伝えればこの患者さんは歯を磨いてくれるのか？　とは到底考えられなかったのです．

毎日ただ口腔内を見つめ治療をするだけだった私に，歯科医師の仕事とは何か？と問いかけた出来事でした．

「木を見て森を見ず．歯を診て，患者を看ず」

という言葉を耳にし，さらに歯科医療の奥深さを感じるのでした．

　実は，父がこの様を冷静にとらえ私を諭したのにはわけがあったのです．
　海外研修の帰り，ハワイで友人の姪の歯科医院でのことでした．見学したケースプレゼンの場面で，かれこれ1時間もDRが患者さんの抜歯についての話し合いが続いているのです．レントゲンを互いにのぞき込んでいましたが，とうとう先生が抜くことが良いと言っているからと促したら「君の歯ではないから気軽に言えるんだ」と睨まれてしまったのです．とうとうその患者は，「先生は，他の抜かずに治療のできるところを，名誉を捨てて紹介すべきだ」と言ったのでした．父はショックを受けたそうです．
　「患者さんが自分の歯をこんなに大切に思っていることを知らなかった」
　それ以降，歯科医療者は患者さんの個々の歯に対する思いを聞き取るように，それができてはじめて患者さんの役に立つ，幸せを目指すプロになるのだと考えるようになったそうです．

　歯科医療に愛を込めて，後進歯科医師に伝えたい．限りなき父の愛は，歯科医療が医療の最先端にあって，歯科医師が患者さんに愛され，誇らしいものであるようにと，その眼差しの向こうに，素晴らしい未来を念願していたのです．

COLUMN
デンタルコミュニケーション P & IC

山田桂子

Pure & Individual Communication

Pure: 真実をありのままつつみ隠さず
Individual: 個人的な事情や問題について
Communication: 情報の交換

　患者さんと向き合ったとき，そこで交わされる会話で医療の質が評価されます．

　P & ICにそって，まずは「"個人的な" 事情や問題について伺います」という個人を尊重し大切にする姿勢が問われるのです．そこには患者さん独自の感じ方，考え方，期待，不安，生活・人生への影響など意思決定に大きく影響する情報がたくさんあるのです．患者さんを純粋に気遣い，思いやる医療者の Pureな気持ちが自然にこの思いをくみ取るのです．

　検査結果についての説明の際，ここまでの医療者の姿勢が同じ説明であっても，その結果に大きく影響するのです．自分のことを思いやり一生懸命聞いてくれる人と，事務的な質問しかしない人と，どちらに好感を持つでしょう？

　こうして良好な人間関係を基盤に行われる説明では「真実をありのままに伝える」のです．そのうえで患者さんの考えや意見を十分に伺ったうえで専門家の意見を伝えるのです．ベストを尽くせる技量と誠意を，意欲的に，具体的に静かに伝えましょう．

　前述のハワイでのエピソードは，科学的な根拠がどれほど正しくても，こうした P & ICのプロセスがとられなかったために，患者さんはその歯科医師を信頼することができませんでした．

　私たち歯科医療者にとってエビデンスの高い診断であっても，その患者さんの価値観が違えば，歯科医師の治療方針に同意はしないのです．

　歯科医療における P & ICは，患者さんの価値観さえも変えるのです．これが患者さんの真実の物語：ナラティブなのです．

　P & ICによって創られる患者さんと歯科医療者の関係は，まさに同じドラマを演じるステージパートナーなのです．

　そして，患者さんとの最初の出会いから新しい素敵な物語が創られていくのです．

Episode-18 ▶▶▶ 日本一の歯科医師

山田桂子

　「日本一の歯科医師を紹介して欲しい」と，ロンドンに居住していた美容家，大関早苗先生からの電話に，答えようもなく，主人に電話に出てもらいました．

　1週間後，診療室のチェアーに何と彼女がいたのに驚きました．

傍に寄って挨拶すると,「貴女の旦那は日本一の歯科医師」と囁いた.
　実は彼女の主治医は,当時誰もが知る名医でした.それがなぜ?

　主人は,誰にでも,いつでも同じように,「診査診断しなければ治療はしません」と大関さんにもそう答えたに違いないのです.
　有名人は我が儘だとの思い込みで,言うなりに診療することに彼女は不信感を抱いていたようでした.
　月2回羽田空港から,お抱え運転手の運転で通院して,歯周病も治し,オーラルリハビリテーションが終わり,彼女はご満悦でした.

COLUMN
あなたの患者を知りなさい 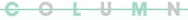 William Osler

医者にとっては,
**　　患者の持っている病気よりも,**
**　　　　患者について知ることのほうが**
**　　　　　　ずっと重要なことである.**

　パンキー先生が示された Cross of Dentistry の"Know your patient あなたの患者を知りなさい"には,歯科臨床成功の大きなヒントが隠されていました.
　日常臨床でのあなたの問題は何でしょう?
　治療の技術的な問題でしょうか? それなら,あなたが努力しさえすれば解決できることでしょう(クローズド・スキル).
　しかし,自分のことでない患者さんのことは,あなたがどんなに考えても,その患者さん独自の考えがわからない以上,問題の解決はできないのです(オープン・スキル).
　インプラント治療をはじめ歯科医療技術は大きく進歩し,高度で複雑な治療によって従来困難だった治療も可能になりました.
　しかし,その高度な治療は,のちのメインテナンスを困難なものにし,患者さんの協力なしには難しい口腔環境をつくってはいないでしょうか?
　インプラント周囲炎が問題になり,インプラント自体の改良や手術方法の改善がされてきていますが,根本的に歯を失った患者さんの意識と生活習慣の改善なくして問題解決には至らないでしょう.
　すべては,患者さん独自の考え方に起因する行動が原因なのです.
　パンキー先生は,このような患者行動を歯科医療者からの働きかけによって大きく変えることを考えたのです.
　パンキー先生が,哲学者とも心理学者ともいわれる由縁がここにあります.

私の知る限りでは，彼女のヘアカットは日本一の定評．女性誌の取材に同行したとき，お客さんの頭を両手で覆うと，頭の形態を診断して髪の毛のカットをしていました．日本一の妙技はその「診断」からはじまっていました．
　どうやら，主人との電話の応対の中で，すでにコンセンサスが得られていたわけです．
　「美容師は，髪結いではない．人のトータルな美を引き出す芸術家なのだ」

　主人もまた「医療の中で，唯一歯科医療は，他の医療とは違い，人の人生の機微を織りなす繊細な芸術だ」と唱えていました．

大関早苗：1925～1989　昭和時代後期の美容家．
山野愛子高等美容学校で学び，昭和29年からブラジル，アメリカ，フランスで修業．帰国後，東京チャームスクールを開校（日本初の美容学校）．かつらの導入，メンズサロンの開設，体操美容の考案など新分野を開拓した．著作に「大関早苗のうつぶせ育児法」「ベビーのうちにスタイルは決まる─21世紀美人をつくる育児法」など．

ウイリアム・オスラー：1948年，日野原重明先生が大きな影響を受け「アメリカ医学の開拓者オスラー」（中央医学社）を著したことでも知られる．トロント大学で聖職者を目指したが，自然科学に対して強い関心を抱くようになり，医学へ転向．トロント大学医学部に入学後マギル大学医学部に転学し，卒業後，英国・ドイツ・オーストリアなどへの留学中にきわめて広範な研究を行い，後の経歴の基礎を築いた．26歳で母校マギル大学の教授を務め，その後，ペンシルベニア大学，全米患者人気 No.1 病院ジョンズ・ホプキンス大学，オックスフォード大学の教授を務めた．カナダ，米国，英国の医学の発展に多大な貢献をした．また，医学教育にも熱意を傾け，今日の医学教育の基礎を築いた．

Episode-19 ▶▶▶ 患者の視点　　医療消費者化する患者

待合室のイスに座ってみなさい．
診療室の診療ベッドに横になってみなさい．
そこに何が見えるのか？　じっと見てみなさい．
床に落ちた小さなゴミ，カウンターのほこり，天井のシミ，壁紙の汚れ……
患者さんは，こんなものまでとらえています．
これが患者さんの視点で歯科医療を考える最初の一歩です．

山田康彦

　「患者の視点」といいますが，これがなかなかわからないようです．
一般企業でも「顧客ニーズ」などと，市場調査やお客様の声などを参考に商品構成を考え商品開発をするのですが，歯科医療における「患者の視点」を企業のそれと同じように考え，当てはめることが，患者さんにとって利益のあることなのか？　疑問に思うのです．

遅くまでやっている歯科医院，すぐに診てくれる歯科医院，待たされない歯科医院，患者が望むことをしてくれる歯科医院．
　歯科医療について正しい知識を持たない素人目線がつくりだすニーズは，歯科医療を"商売"と化し，患者さんを"消費者"に替えるのです．
　医療消費者と化した患者さんは，消費者としての権利を主張します．
　「多少遅れて行ったって……」「どうして予約制なのに待たされるのか？」「患者がしてくれと言ってるんだから，するのが当たり前」「治療に行ってなおらないのはおかしい」……これらは患者さんの不満から生まれたのです．
　医療とはいったい何なのか？　考えさせられます．
　その根底には，私たち歯科医療者が"患者の視点"に気づいていないことにあるのです．
　患者さんが本当に望んでいることは，市場調査やお客様の声には出てこないのです．
　それは患者さん自身も気づいていないのです．
　私は診療後，スタッフが帰った静かな診療室でひとり，待合室のイスに座ります．ときに診療ベッドに横になります．そこで見えるもの，聞こえてくるであろうことを考えるのです．飾られた絵画の額や時計，掲示物は曲がっていないか？
　「曲がっていても気にしない歯科医院で，きれいに整った治療がされるのか？」
　清潔で整然としている診療室は，古い診療室でも，患者さんに安心感を与え，雑多な不満を解消するのです．
　治療中，ふと耳に入る穏やかなBGMの心地よい音が，目に入る観葉植物や絵画が，患者さんを変えていくのです．
　歯科医院は治療の場，作業場だと考えると，そのような余分なことを考える必要はなく，効率のみを追求すれば不要なものかもしれません．

　それでも，私は待合室のイスに座り，診療ベッドに横になることを止めません．
　そこに，患者さんの視点が見えてくるのですから……．

Section 3 : Goal　目的

　If you want to build a ship, don't drum up the people to collect wood, don't assign them tasks and work, but rather teach them to long for the endless immensity of the sea.
　船を造りたかったら，人に木を集めてくるように促したり作業や任務を割り振ることをせず，はてしなく続く広大な海を慕うことを教えよ．

アントワーヌ・ド・サン＝テグジュペリ

　漠然と「目的は何か？」と考えても，どこかで「できるわけない」「自分とは関係ない」と考えてしまい，明確な目的を決めることができません．
　目的をとらえる視点が必要なのです．
　なぜ，明確な"目的"を持たずに答えを出そうとしてはいないでしょうか？
　例えば，歯が痛いという患者さんに対し
「これは虫歯ですね．削って詰め物を入れる必要があります」と治療をはじめます．
　この日常臨床でよくありがちな光景は，"診断"という答えを導き出し，説明により承諾を得て，治療を行うことを急ぐ忙しい日常臨床が作り出した残念な習慣です．
　ここでの目的は，"診断"であり"治療"なのです．
　私たち歯科医師が，"HC-0"を忘れ，治療行為を"歯科医療の目的"するならば，患者さんがお金を払うのは治療で入ったインプラントやセラミックなどの"モノ"ということになります．

　The customer rarely buys what the company thinks it sells him. One reason for this is, of course, that nobody pays for a 'product'. What is paid for is "satisfaction".
　消費者は，企業が思っている理由で商品を購入する事は少ない．なぜなら，彼らは'商品'ではなく"満足"にお金を払うからだ．

Peter Drucker[17]

アントワーヌ・ド・サン＝テグジュペリ：1900～1944　フランスの作家，操縦士．『星の王子さま』の著者．郵便輸送のパイロットとして，欧州 - 南米間の飛行航路開拓にも携わった．映画「紅の豚」で1920年代の飛行艇乗りを描いた宮崎駿はサン＝テグジュペリの愛読者である．

HC-0を歯科医療の目的としたとき，はじめて"モノ"を買ったのではなく，私たち歯科医療者の態度や言葉すべてに対し，"満足"の証，"感謝"があるのです．

　ハーバード・ビジネス・スクール教授 クレイトン・クリステンセンは，企業におけるイノベーションの研究の第一人者です．著書『イノベーションのジレンマ[18] (The Innovator's Dilemma)』にはこう書かれています．
　顧客の本当のニーズ・目的を明確にするのには2つの障壁が立ちはだかっている．そのひとつは「この商品の特徴はこれで使用方法はこれ」という固定概念を自然と自分たちの中で作ってしまい，その枠を超えるような使い方や目的を見逃してしまう．
もうひとつが製品の購買行動や利用体験(User Experience)によって得られる「満足感」を期待して買っている．

　忙しい日常臨床において，私たち歯科医師が，補綴物の装着を治療のゴールであると考え，補綴物が入ると「終わった」と安心してしまうと，患者さんもそれがゴールと考えるのです．
　治療の完成は振り出しに戻ったに過ぎないのです．

　患者さんの本当の望みを聴き出し，HC-0に向かうことができなければ，決して患者満足など得られないでしょう．

Market understanding that mirrors how customer experience life. People's characteristics don't make a cause to buy a product. What causes them to purchase products is their jobs. People are buying something because there's a job needed to be done.
　市場は顧客の日々の生活を反映する内容となっている．
　実は，顧客の特性や性格よりも，彼らが成し遂げたい事柄によって左右されるのである．

が自分自身でさえ気づいていない，その人にとって本当に必要な歯科医療を歯科医師が示すことができるかどうかが問われるのではないでしょうか？
　この歯科医療の目的を，非常に明確な指標を持って提示したのがビーチ先生なのです．

Episode-20 ▶▶▶ 権威の弊害

　予防歯科学が普及し，日常臨床ではブラッシング指導，PMTC，フッ素使用，が当たり前になろうとしている現在，医療情報の提供，普及とは裏腹に，新たな問題が起きています．
ブラッシング指導では"来るとき磨き"，怒られるから磨く，PMTCを受けることで自らはブラッシングを怠っても安心していたり，フッ素をいくら使っても食事やプラーク・コントロールがおざなりであったり…等々．
　氾濫する情報の中，予防にはそれを受ける患者さんの積極的な参加と日常生活における努力が不可欠です．
　患者さんの積極的な参加＝患者の意志の伴う健康行動であるか？　が指導方法や機器，薬剤よりもはるかに重要な効果をあげる要因となるのです．
　「毎回，磨け磨けと言われるので行かなくなった」
　「やっているのに怒られるので，イヤになった」
　「来てきれいにしてもらっているのだから…」等々．
　どれほど私たちが患者さんの歯の健康を考え，良かれと思い，する行為でも，受ける患者さん側の気持ちによって逆効果になる場合もあるのです．
　私がまだメインテナンスについて十分な考えがないころ，治療終了から1年ほどたった患者さんにメインテナンス時に虫歯が見つかり，治療が必要になったのです．その患者さんは「言われるようにちゃんと来ていたのに虫歯になるのはおかしい」と言うのです．あなたのセルフケアに問題があるから虫歯になったのだと説明しても納得していただけず，治療後のメインテナンスにはお出でになりませんでした．
　私は，せっかくメインテナンスに来ていた患者さんに対し，虫歯を作ったその責任を患者さんに押し付けてしまったのです．私の力不足で患者さんの健康行動の継続を支援できなかったことや，虫歯になった自己責任を認識していただくことができなかったのを棚に上げ，患者さんのせいにしたのです．
　専門家の権威的な視点が，患者さんとの信頼関係を壊していたのです．

　HC-0という目的達成には，そのプロセスにある目標の設定と目標到達への具体的な手段をマネジメントすることが必要なのです．

歯科医療学のすすめ

山田康彦

　現代社会の無節操な産業の拡大は，医療の分野においても回復不能の損害として医原病の形で顕れている．医原病は，痛み，病気，死が医療の結果として生じたときには臨床的なものであるが，健康政策の失敗によってもたらされたとき，それは社会的な問題に変化する．
　また，医学の行動と妄想とが，人間が成長し，互いに愛し合い，年をとり成熟する力を奪い，生命の自律性を制限するとき，あるいは医療的介入が個人の痛み，損傷，苦悩，死に対する反応を不可能にするとき，それは構造的なものとなる．

『脱病院化社会』　イヴァン・イリッチ[19]

　医原病を減少させるために現在，社会工学者や経済学者によって提案されている治療法の大部分は，さらに医療的コントロールを増加させようとするものである．これらのいわゆる治療的なるものは，以下の3つの危機的レベルの各段階で2次的な医原病を生み出す．
　すなわち，臨床的，社会的，文化的な医原病を自己増殖させるのである．
　われわれは「医療は善である」という建前を一応は疑って懸らなければならないという命題を得たが，次には「医療の目的は未だ不明確である」と現代医療の不確実性についてルネ・デュポス[20]（元ロックフェラー大学教授，微生物博士，1901〜）がその著書『人間と適応』の中で指摘し，さらにH.G. ウェルズの言葉を借りて医療の未来について次のように述べている．

　医療は強力な機関を積み，贅沢な設備を抱えてはいるが，羅針盤もなく不合理に貧弱な舵しかなく，輝くような立派な外国航路の船と現代の医学を比べることができよう．速やかに進むことはできるが，その道筋は海図に示されてはいない．その寄港地は確かではなく，目的地は未知のままである．
　いずれかの時代に於いても成功した医師は，患者を全体として考えに入れることなしには，どの病気の状態も理解できないものであることをよく知っていた．この一般的論理は，医学校で，口先だけの取り扱いで与えられてはいるが，信念から生まれて来るような徹底さで教えられたことも無く，また研究計画の指針をもたらしたこともなかった．

　さてデュボスのいう「患者を全体として考えに入れる」とは，現代医療の言葉に言い換えればさしずめ「包括的医療」ということができよう．

しかし，この言葉が使用されはじめて久しいが，その全体はあいまいでいまだ判然としない．
　このことも彼が言うように口先だけの取り扱いしか与えていない結果であるとすれば，まことに憂慮に堪えないことである．
　辞書によれば，医学とは「人体の研究，病気の治療と予防について研究する学問」とある．また，医療とは「医術によって病気を治すこと」とある．従ってこれが現代の日本における医療に対する，一般的な社会通念と見る事ができる．
　しかし，医療者サイドから見れば「医学の研究によって生まれた医術によってのみ医療が行なわれる」ということは，明らかに社会の認識不足であり，歯科医師であれば痛いほど承知している現実でもある．
　『オクルージョンの臨床　その理論・診断・治療』の著者ピーター・ドーソン[21]は「歯科医学についての知識と実際との間にあるギャップを埋める」と発言している．
　しかし，現実の日本の社会保険による歯科医療は，ドーソンの言う知識と実際の間のギャップに直面して，その谷の深さと大きさに恐れ，たじろぎ，この谷を無視してこれに挑む意欲さえも見せず，逆に悲しいかな，自らが学び信じた近代歯科医学を歪曲して，自己と歯科医学とを卑賎なものとして顧みない．しかも，あろうことか体制はこの谷に架けようこする橋をことごとく破壊し続けている．
　歯科医学と医療制度さえあれば，少なくとも最低限の歯科医療が確保できるとした甘い考えを50年来持ち続け，歯科界もこのことを善として，その体制を改めない姿勢が，現在の歯科医療の低迷を招いたそもそもの原因であることを認識しなければならない．
　歯科医学の技術は，そのものだけでは歯科臨床に耐え得るものではない．
　歯科医学を歯科医療に育て，社会に貢献させ得るものはなにか？
　細分化され高度化した歯科医療の各科目の寄せ集めが歯科医療ではなく，各科目を結び付け，歯科医療そのものについて考え，学ぶ"歯科医療学"が歯科医療を統括するものとして必要となるのではないか．

Episode-21 ▶▶▶ 患者は医院の鏡

　「いや，ボクが悪いんだよ」
　ある日，40代半ばくらいの女性患者さんがユニット上で言うのです．
　「先生，この歯はいつ治療してもらえるのですか？」
　この患者さんはセルフケアが十分でないために歯肉は出血し，虫歯が多数できていました．

初診時にも，検査のときも，幾度となく状況を説明してセルフケアレベルを上げることを優先して治療計画を進めることを承諾して頂いている方でした．虫歯も自覚的な症状はなく，黒く変色がみられるだけでしたが，気になるのでしょう．
　1970年代，渡米した父が遭遇した米国の第1期予防ブームで目にしたものは，歯科衛生士が歯ブラシとフロスを患者に教える姿でした．トランクいっぱいに歯ブラシを詰め込み帰国した父は，予防を志したのでした．

　父は不機嫌になることもなく，いつもと同じ口調で同じことを話しはじめます．
　「何度話しても，伝わらないのはボクのせいなんだよ」

　私は父のように悟りを開いて，このように患者さんに対応することはできません．
　「前にも話したよね！」こんな思いがこみあげるのです．
　でも，父のこんな姿がそんなとき，浮かぶのです．
　そして「しょうがないな……」とまた同じことをお話しするのです．
　患者さんの態度は，私が患者さんにしたことの結果なのです．
　そう思える今は，穏やかにこんな場面も過ごすことができるようになりました．
　今，あなたの目の前の患者さんの行動は，すべてあなたが患者さんと関わった結果なのです．

「歯科医療学」の成立

山田康彦

　伝統的な日本の歯科医学は，その成立過程において西洋医学に習い，口腔診断学，歯科診断学，口腔衛生学，歯科保存学，歯内療法学，歯周病学，矯正学，小児歯科学，口腔外科学，咬合学，補綴学，保存学，麻酔学，などなど約20科目程度の主たる学科と，その他10数の補助科目とに細分化されている．また，最近の改革では顎顔面頭部機能・再建学系専攻とか全人的医療開発系専攻などの制御学系，修復学系，包括診療学系などなど目的別，内容別に再構されていると聞くが，いずれにしても，通常の習慣としてわれわれ歯科医師はこれらのものを総じて「歯科医学」と呼称してきた．例えば代表的な補綴学は，歯科医学の一分野であっても歯科医学そのものではない．総合診療科学と名付けたといえども他の科目とまったく同じことである．
　このことから，現在の歯科医学の各学科目は，学問に裏付けられてはいるが，実際には技術

による治療行為そのものを，直接目的にした"治療中心"なものであると考えられる．

このことは，次世代の"患者中心"の歯科医療を考えるうえで，考えの基本に据えて置かなければならない事柄である．歯科医学という名の学問は，変化を常態とする人間を対象として，ある目的をもって統合された学問であるはずである．従って歯科医学の中の各科目はあくまで治療目的を遂げるための1つ1つの素材であって，統合の必然性を科目自体がはじめから内蔵していたのである．

人間に働きかける目的をもって，人間そのものを研究対象とする学問は，多くの学問研究の中でも医学と教育学くらいのものであるという多くの医学批判は，おそらくこの辺から出たのであろう．医学は純然たる自然科学だという常識的な意見もあるが，医学は社会科学であるという意見もある．また，医学はそもそも学問というようなものではないという者もいる．

大段智亮は，「医学と言う言葉は存在しているが，本来，純粋科学としての医学なるものは存在しない．一体その研究対象は病気なのか？人間なのか？生理なのか？薬物なのか？ 生命現象なのか？」（『病気の中の人間』[22] 創元医学新書）と聞いている．強いていえば医学は，いわゆる学問よりさらに高く深いものをその中に含む，つまり，一方において科学を含みながら，他方において学問を越えた道徳的実践を含むものであって，その点において特殊な学問と云うべきであろう．また，「医学の高さはその科学的研究の高さに拠るばかりではない．倫理性の高さがそれに加わって始めて高くありうる」と力説している．前述したような，学問的環境の中で進歩した歯科医学は，通常の純粋な学問とは異なり，その技術の実行については，さまざまな人間的問題が複雑に入り交じり，通常の科学とは異なる視点を，目的として持つ必要が生まれる．医療の特異性がここに存在する．

言うならば，歯科の最前線にあるわれわれ臨床歯科医の仕事は，患者の口腔の健康について責任を持つという立場からすれば，歯科医師1人1人が全人格を持って，持てるすべての知識，経験，直感などを歯科医学を越えて統合し組み直し，患者に対して人間的，倫理的に考え，哲学的に配慮し，さらに芸術的に適用するものであると言える．そのうえ，最良のコミュニケーション（心理学，行動科学，パフォーマンスなど）の十分な能力を発揮して患者の心を開かせ，行動の変容を促していくのである．さらに，患者に内省の機会を与え，個人にとって，自身の健康とは自分にとってどのような意味があるのか？ また病気が治るということはどういうことなのか，を患者が理解できるように支援する必要もある．このように歯科医師は究極的には，高レベルの教育者としての立場をも併せ持つ必要がある．

このような歯科医学を私は，純粋な意味として「歯科医療」と呼んでいる．医療や歯科医療は

そのような形の統合を経て，なお患者に対してさまざまな配慮をすることによって，見事な医療サービス，すなわち人間的な歯科医療へと昇華していく．このことを研究実践するための学問が「人間歯科医療学」であり，「歯科医療学」そのものなのである．

　医療は決して並大抵の科学ではない．
　ここに，イリッチの医療の文化的側面についての一文を歯科医療学の必要性を示したものとして示したい．

　伝統的文化は，苦痛，障害，死を，ストレス下にある個人に反応を求める挑戦であると解釈することで，それらに直面する．他方，医療文明は，それらを個人の経済に対する要求に変え，実存の外側で管理され生み出される問題にしてしまう．諸々の文化は意味の体系であり，無国籍の文明は，技術の体系である．文化は苦痛を意味のある体系の中に統合することでそれを耐えうるものとするが，無国籍文明は苦痛を無とするために，主観的，あるいは主観相互間的文脈からそれを切り離してしまう．文化は痛みを，その必然性を解釈することで耐え得るものにする，文明の癒し得ると見られる痛みのみが耐え難いのである．忍耐，寛容，勇気，不抜などの言葉は我慢の反応の色合いを示し，義務，愛，祈り，同情などは尊厳を失わず，苦痛に耐えるための手段である．

Episode-22 ▶▶▶ 予防大国スウェーデンにて

山田康彦

　1996年夏，人口850万人のスウェーデン王国は，予防歯科の大国である．
　この地にイエテボリ大学のカリオロジー教室を辞したピーターソン助教授を訪ねた．フィヨルドの風景の美しい東海岸に沿って南下すること2時間余り，北欧の田舎らしい駅舎だけがポツンと林の中に立つ小さな町ハームスタッドに降り立った．
　あらかじめ知識は持っていたのだが，驚いたことに，この人口10万人の小さな町に，メディカルデンタルセンターと呼ばれる1,200人の医療スタッフを擁する医・歯サービスと研修を兼ねた施設が，北欧独得の佇まいで美しい森の中にあった．
　建物のエントランスで古代ギリシャの医神，アスクレビオスとヒギエイアの一対の胸像に迎えられ玄関ホールに立った．そこには，古代ギリシャの3医神ヒギエイア，イアソー，バナゲイ

アと医聖ヒポクラテスの名前などが，壁一面に刻まれた巨大なレリーフがあった．
　そのとき，私はふと「アスクレビオス的権能」という言葉を思い出した．
　それは昔，一国の権力者さえ医療の指示に従わせたという，医師の知的，道徳的，カリスマ的な権力，すなわち古代ギリシャでの医師の呪術的な権力を示したものである．
　医学は(同じコース学派である) 名医ヒポクラテスによって，医療は倫理的体系のなかに組み込まれていったが「一体このような宗教的，倫理的，哲学的，芸術的空間がどうして公共の意志によって演出されたのか？」とこの国の人に畏敬の念を禁じ得なかった．
　近代になってからこの 100年は，西洋医学にとって目覚ましい進歩を遂げた，ひたすら日本の医療は社会化の一途をたどり，その行き着くところ「技術中心の高度先進医療」は，人々にとって脅威になりつつある．
　医療の中での外科的手法は古来より本流から外れ，歯科医療もその例に漏れるものではない．歯科医療が社会にとって，現代のマスコミを賑わす高度先進医療をみれば，なお近代的技術が，頑固に呪術的の衣裳を続けているのを目のあたりにすることができるではないか？　建前は善であっても，その本質が必要悪であることが一層，見え見えになってくるのである
　1970年代のスウェーデンの歯科医療は，まだ多くの問題を抱えていたが，日本と同じ社会主義的方法に依ってこの問題に対応した．
　彼らは全国に 9,000人の歯科医師と，1,500人の歯科衛生士を持っていたが　その内 5,000人の歯科医師を，公的サービスにおける歯科予防の研究と調査，および診療施設での仕事に当たらせた．
　20歳までの子どもと青年の予防と治療費を無料とし，なおペナルティーも設けた．大人の場合 3,000sek 以下は70％，3,000～7,000sek の間は50％，7,000sek 以上は25％を自己負担として，残りを国の保険機構がカバーした．しかしこの方法についても，20代に入ってリバウンドの心配があると言われたが，ともかく，そのようなやり方で当時から，20～25年の歳月を経て評価に値する結果を得た．
　同様に国営の皆保険制度によって，医療が手厚く 70年余りも行われてきた日本で「80／06に満たぬ」と言われれば，歯科医師として顔を上げて街も歩けない心地である．
　予防の効果が，実際の数学となり説得力をもって認知されるには，上記のように 20～25年の歳月を必要とする．立ち上がりが1年遅れれば，結果を得るのが1年また遅くなるのである．日本が米国のように患者と医師共々に，自己責任を問える社会に変え得るのであれば話は別なのだが……．

いまわれわれ歯科医師は重大な決定の岐路に立たされている．

メディカル・デンタル・ヘルス・センターでのピーターソン助教授の講義はユニークなものであった．

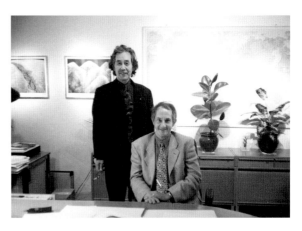

「子どもの歯が虫歯になり，歯並びが悪くなることを親は恐れています．子どもが泣き，歯の痛みに恐れる．これらの問題は私達歯科医師に，いま何をしなくてはいけないか？　と問いかける"人間的メッセージ"なのである」と彼は言う．「子どもは大人によって保護されている．歯科予防は良いことだから，子どものときからはじめることが重要なことです．しかし多くの歯科医はこのことに消極的です．特に修善中心の歯科医はそうです．カリエスは子どものうちからはじまり，放置すれば生涯続くのです．将来は明らかに修繕は減り，予防は増えてきます．問題は修復治療によって歯科医が得る収入と，予防によって得る収入のことです．修復は高々2～30年くらいの咀嚼に役立つに過ぎません．患者は修繕にお金を払って何を得るか？　予防は結果を得るのが難しいのです．予防にお金を払っても，得るものが目に見えないのです．しかし予防は生涯の歯の健康のためにあるのです．一般の人々，患者，役人達は，予防のためにお金を使うことも，歯の修善のためにお金を使うことも，まったく同じことだと考えています．先ずこの考え方を社会に改めさせなければなりません」

長身で温和な彼は優しく，しかも真顔で，このように前書きをして講義をはじめた．歯科治療における「修復治療と予防の関係」を健康と経済との2つの立場から，Dr.ピーターソンの考えを私なりに理解して，次頁のような図に示したので参考に供したい．

出遅れた日本は予防歯科を，急いで社会政策として立ち上げる必要がある．またその一方，行き過ぎた修復中心の医療保険は，医療の中での自己責任の重要性に気付き，その部分を自由診療として切り離さざるを得なくなるであろう．

これらのエビデンスの高い研究は，これからの歯科医療の方向性を示唆するものである．

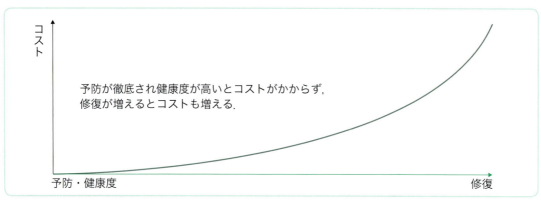

図　修復治療と予防の経済的関係図

Section 4：Target　目標

目標とは，あなたが目指す方向であり，目的地ではない．

人口の3％は明文化された目標を持っている．
7％の人は，多少にかかわらず心の中には持っているが明文化していない．
63％は目標を持たずただ現状に対応するだけ．
27％は目標の意味することすら理解していない．

人間はなかなか思うように行動できないものです．
目標を明確にし，順序を決めて行動計画を展開することが，今，行動するためには必要です．
行動に先立って計画を立てるということは，想定内の行動となり，感情をコントロールすることが可能となり，想定外の出来事からくるストレスを除去してくれます．

1. 状況を評価する．
    今，何が起きているのか？　どうなりたいのか？　障害は何か？
2. 目標を明確にする．
    あなたのすべての目標を一覧表にする

3. 優先順位を設定する．
　　　重要度の順に順位をつける
4. 行動計画を展開する．
　　　目標の優先順位1位に力を集中する
5. 結果を評価する．
　　　目標達成を可能とする行動を明確にし，行動表を作り記録する

これが，目標に向かうプロセスなのです．

「目標を高くおくことを恐れてはいけない．
というのも，予想を超えることはほとんどないからである」

M. William Lockard

パンキー先生は，臨床哲学を具現化する7つの目標を以下のように提示しています．

1. 最善を尽くすことを心に誓うこと．
2. 卓越した技術を身につけること．
3. 歯科医にとって技術以上に必要なことは，常に患者さんの側に立つこと．
4. 患者さんの言葉・思いを受けとめること．
5. 治療に先立って常に1口腔単位の精密な検査を行い，
　　歯科医学のできうる最適な治療法を患者さんに告げること．
6. 歯が悪くなる原因を患者さんに正確に知ってもらい，
　　その原因を徹底的に除去すること．
7. すべての患者さんに最適な歯科治療がどういうものかを説明すること．

先駆者が示す具体的な目標は，自分自身の考えを整理し，明確化する大きな手助けになります．

私たちの幸福についての概念は，当初はお金を儲け，借金を支払い，財政的な安全性を得て，いわゆる快適な環境を獲得することであるかもしれない．
　しかし，私たちの最終的な最高の目的は，全体的な幸福なのである．

……さらに永久的な平穏は，あなたが他人に最善を尽くすことを通じてのみ達成されるのである．

　自分の持っている偉大な潜在能力を認識するためには，患者に満足を提供しなければならない．

L.D. Pankey

Episode-23 ▶▶▶ 初診時の患者さんとの対話

　ある日，父は真剣なまなざしで私を諭したのです．

　「患者さんとの最初の話は不要だというのか？」

　卒後間もない私は，自分より年上の患者さんと個室で面と向かってお話しすることに妙な緊張を感じていました．それはまるで自分自身が面接でも受けているかのように，患者さんから頭の先からつま先までまじまじと見られ，査定されているかのような気持ちになるのです．それはただ自分が若いからということではありませんでした．

　見た目が若いだけでも，年上の患者さんは若い歯科医師を上から目線で見るのです．治療する側というより，治療させてもらう側のような卑屈な感じになるのです．

　原因は貫禄や威厳を感じさせない見た目だけでなく，本質的に知識と技術，経験が足りない，自信がないことがにじみ出ているからなのです．

　しかし，そんな自分の態度にも気づかず虚勢を張り，偉そうに話をしようものなら患者さんはそんな歯科医師の姿を見透かし，まるで言うことをきかない態度となるのです．

　父は，そんな私の逃げ腰の態度を見透かし言ったのでしょう．

　針のムシロのような面接を経験して，少しずつ見えてきたものがありました．

　初対面の歯科医師にすべてを任せなければいけない患者さんの心理を思えば，患者さんのこのような視線など何も不思議なものではありません．

　それは，決して悪意からではなく，身を守るための行為なのでした．

　それだけではありません．患者さんは，ただ自分のことをわかって欲しい，そして，親身になって治療して欲しいと願っているだけなのです．

　忙しさのあまり粗雑な対応となり，あいさつも，配慮もそこそこに行われる治療では患者さんは逃げ出したい思いなのだろうと思います．

　忙しい合間にみる初診ですが，急患としての対応は処置こそ正しくできたとしても，決して良好な人間関係を構築することはできません．

それどころか，痛みや患者の希望が満たされれば患者は通院を中止するのです．

せっかく重い腰をあげて来院されたチャンスをミスミス失うなんて，これでは何のための応急処置かわかりません．

こうして歯科医院は嫌なところ，行きたくないところとなっていくのです．

第一印象は 2 度とない　一期一会

なぜ，この初診の1日が大切なのでしょうか？

"第一印象は 2度とない"当たり前のことのように思うでしょうが歯科医院にお出でになる初診患者さんをこのように考えて大切にお迎えしているでしょうか？

日常臨床の慌ただしい中，事前のアポイントメントに重ねるように無理やり入れられた初診患者さんに対し，あなたの歯科医院ではどれほどの気遣いができるのでしょうか？

1. 先入観念をもたない
2. 話を聞き漏らさない
3. 話の先を超さない（話の腰を折らない）
4. 早合点しない
5. （質問には）必ず答えなさい
6. 純粋な関係を保ちなさい

山田康彦

これが，特にはじめてお会いする患者さんに対するインタビュー時の注意点です．

お金をかけて作ったホームページや接遇セミナーで習ったお迎え時の丁寧なあいさつや飾られた待合室の調度品，どれも大切だとは思いますが，応対する歯科医療者のコミュニケーション能力が伴っていなければ，それはかえって良くないイメージとなるのです．

「話しづらい」「聞きにくい(質問しにくい)」「一方的にしゃべってこちらの話を聞こうとしない」「とてもわかってくれたように思えない」「伝わったかどうか心配」等々．

どれもこの注意が足りないのです．

UCLA心理学教授 Albert Mehrabianは，その著書『Silent Messages』(1981) の中で，相手に対して好意を持つコミュニケーションの 7%が言葉の意味，38%が声の表現，55%が顔の表情であると述べています．言い換えると目から入る視覚情報がもっとも影響力があり，つい

で音声，言葉の意味はわずかだというのです．

　歯科臨床の場面では，肩越しの会話で見えないことをいいことにマスクをしたまま語りかける姿をしばしば見かけます．忙しさのためにイライラ不機嫌な顔，口調が早口でテンポも速い．患者さんはその様子をすべて感じているのです．こんなことで「嫌な人」と思われては損です．さて，今朝の先生の気分はいかがでしょうか？　夕べ呑み過ぎで二日酔い？　体調が悪く熱が？　子どもの受験で最近イライラ？　こんな先生の体調や感情が表情に表れているのです．

　特に初診では"初頭効果"が働き，最初の悪いイメージはその後の患者さんの行動に大きく影響します．一度ついた悪いイメージを払拭するのはとても難しく，一度に6時間ものコミュニケーションの時間が必要だというのです．臨床的にそれだけの時間の確保は困難です．

　だから初診の1日がとても大切なのです．

Episode-24 ▶▶▶ 診療室内での対話

　山田歯科医院での診療は，とても静かに行われます．

　患者さんとの会話を邪魔しない音量のBGMが流れる中，患者さんとの対話だけが許されています．

　スタッフ同士の会話は，基本的には"不要"と考えています．

　医院システムが整備され，正確に実施された診療室内では"打ち合わせ"は基本的に必要ないからです．

　今日の○時から診療の○○さんの診療は，○部位のレジン充填と決まっていれば，レジン充填の準備が診療開始までに整っています．

　アシスタントは，患者さんをユニットに誘導してインタビューを行います．そして，本日の治療についての説明をします．インタビューの内容を歯科医師に報告し，歯科医師が診療室に入ると診療がはじまります．

　あいさつのあと，歯科医師からの再度の治療の説明後，治療が開始されます．

　アシスタントは必要があれば麻酔を用意し，歯科医師に手渡します．麻酔後，奏効時間の待ち時間と予想される状況，例えば「唇が腫れたように感じるかもしれません」といった声掛けは，予想されていたこととして患者さんを安心させます．

　アシスタントは，決められた手順とタイミングで診療をリードします．イレギュラーがない限り，淡々と無言で進められます．

多くの歯科医院では，歯科医師の指示によってアシスタントは動きますので，常に歯科医師の指示とアシスタントの返事または確認がされます．そのためスタッフ同士の対話が多くなり，患者さんにとって"意味のわからない"言葉が飛び交うのです．それだけではありません．無神経な言葉が，患者さんを不安にさせることもあるのです．
　父は診療室内でのネガティブ用語の禁止を提唱しています．

①抜く　②差す　③切る　④破れた　⑤壊れた　⑥折れた　⑦曲がる　⑧汚れた　⑨ない　⑩足りない　⑫落ちた　⑪忘れた　⑫もれる　⑬穴があく　⑭割れる　⑮キャンセル　⑯ダメ　⑰間に合わない　⑱こぼれる　⑲うっかり　⑳ありません　㉑あっ　㉒しまった　㉓失くした

　上記のような言葉は，適宜，他の言葉に置き換えて伝えます．
　この種の言葉が院内で安易に乱発されることは，その医院のエントロピー（混沌性）の徴候なのです．

緊急対応の効果

緊急患者への対応は，歯科医療の原点である．
鮮やかに確実に応急処置を施し，予後の注意事項と治癒の経過とを予告し得る事は，歯科医療の原点である．
予告通りに経過すれば名医となる．
後日，改めてのアポイントを待つ．
患者さんは，緊急の問題を起こし後悔している．
決してこの"気づき"の絶好のチャンスを逃がしてはならない．

山田康彦

　初診時の緊急処置の成功は，患者さんとの信頼関係を構築する何よりも最短の方法です．
　目の前の患者さんが今，何よりも解決を望んでいる問題を的確に解決することは，それだけで患者さんの感謝の気持ちを芽生えさせ，良好な人間関係を育む基礎になります．

　初診時に行われる緊急対応の効果は，その後の患者・医療者関係にとって大脳生理学的に非常に有効です（初頭効果）．

患者さんは，痛みや何らかの歯科的問題を抱えて来院されます．
　そんなとき，患者さんは内心後悔しているのです．
　「もっと早く行けばよかった」「あまり歯のことに気をつけていなかったから……」「歯が弱いからな……」「治療ばかり繰り返して歯がなくなるんじゃ？」等々．
　こんなときこそチャンスなのです．
　潜在的な患者さんの思いが顕在化しているとき，患者さんに"気づく"ための絶好のチャンスが訪れるのです．

　このときに，医療者が適切な働きかけをすることで，患者さんは変わるのです．

Episode-25 ▶▶▶ 1口腔1単位の治療

　1口腔1単位での検査・診査・診断・治療計画の立案は，すでに1960年には大学教育で教えられているはずなのですが，実際に歯科医療の現場ですべての患者さんに実施されているかというと，すでに50年が経過している現在でもなかなか実践されていないのが現実のようです．
　1口腔1単位での検査は，それほど難しいということなのでしょうか？
　1口腔1単位の歯科医療がなかなかできないのは，システムの中の検査実施項目自体が実施困難なのではなく，システムの主役である"患者さんが検査の必要性を感じていないこと"が問題なのです．
　患者さんは虫歯の治療に来たので治療には関心があるのですが，検査には関心がないということなのです．
　これは，アポなし営業に似ています．
　事前にアポイントもとらずに飛び込み営業をしても，相手はその商品に関心がありませんので，話を聞こうとしない，聞いても反応がない，または否定的なのは当然のことです．

　患者さんは，自分自身のことは自分が誰より知っていると思っています．それは本当なのでしょうか？　患者さんに聞いてみてください．「あなたの歯は何本ありますか？」「治療した歯は何本ありますか？」「親知らずはありますか？」「抜いた歯は？」「神経をとった歯は？」「治療してある歯は？」……．
　多くの場合，正しくは知らないでしょう．
　私の経験した例では真顔で歯の本数は「50本です！」と答えた患者さんもいるほどです．

このような質問で，患者さんは自分の口腔のことでありながら，実はよくわかっていなかったことに気づくのです．

　いわゆる問診をして必要な検査をする．そして診査・診断をして，患者さんに説明し治療計画に同意を得て治療することがどれほど権威的で危険なことか思い知らされます．

　今考えると父の医院では，規格化された口腔内写真やデンタル X-ray 18枚法，きれいなスタディーモデルなど，すでに当たり前に医院システムとして導入されていて，特別なものとは思ってはいませんでした．それは純粋に治療のために必要だからと考えたからです．

　1980年当時といえば，まだパソコンが十分に普及していない頃の話です．今では考えられないと思いますが，Windows95がやっとできた頃．写真はアナログカメラでスライドフィルム．パソコンが普及しデジタルが当たり前の現在では到底考えられないアナログ時代の不便さ．活字はいちいち印刷所に依頼し印刷するのです．一度作った印刷物はコストがかかるため大量印刷しますので，更新しようと思うと古い印刷物はごみになります．

　私は，当たり前のことと思っていた1口腔単位の検査を行おうと，患者さんに検査の必要性をお話ししても受け入れて頂くことができないのです．

　「ここの虫歯の治療をするのに，何でそんなに検査が必要なんだ？」

　今まで検査など受けたこともない患者さんがそのようにおっしゃるのは当然ですが，私は歯科医師として1口腔単位の治療をするために必要な検査をしたかったし，する必要があると考えていました．

　「検査をしなければ治療しません」歯科医療のエビデンスに基いた正義感は，そんな患者さんに「悪い患者」とレッテルを貼るのです．

　正しいことを行っているのに受け入れない患者がどうしているのか……？

　これが私の歯科医療探求の第一歩でした．

　それは，過去の偉大なる歯科医師たちと同じ，自分との闘いの物語のはじまりでした．

　まずは，すべての患者さんに1口腔1単位の検査，診査，診断が不可欠となるのですが，この1口腔1単位の検査すら受けて頂けないのです．

　患者さんは，このような検査を必要とは考えてはいないのです．

　ここで大切なのは，「1口腔1単位での検査を何としても受けたい！」と患者さんに思ってもらうことです．

　このために行うことが，デンタルIQエレベーションの最初の段階"好意ある働きかけ"なのです．

図　1980年に父が作った「近代予防歯科学に基づいた山田歯科医療システム」

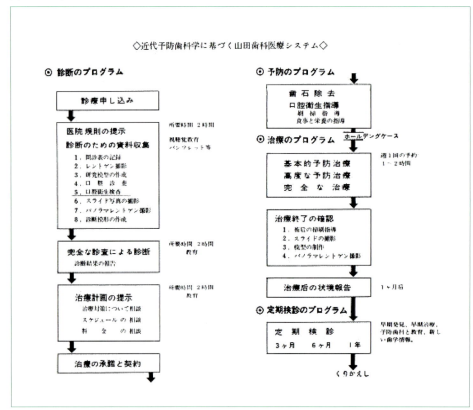

　たとえ EBMに基づく検査や説明をして"知識"だけ持っても，患者さんの歯科医療に対する価値観，関心度，優先順位は少しも上がらないからです．"働きかけ"の仕方が間違えているのです．

　"好意ある働きかけ"は，患者さんとの最初の出会い"初診"からはじまります．

　私は，この初診の 1日がその後の患者さんの意思決定や行動を左右すると言っても過言ではないと思います．

Wチェック法によるCo-Diagnosis 共同診査

1口腔単位の検査，診査，診断の重要性は，医療におけるエビデンスの重要性から十分理解されているとは思うのですが，エビデンスに基づいた診断がされたところで，その診断結果をどのように患者さんがとらえるか？ が患者さんと対話する歯科医師の能力によって異なり，伝わり方が違ってしまうのです．できるものなら私たち専門家と同じレベルで理解し，治療に協力して頂きたいのですが，そこが難しいようです．

山田歯科医院では，検査，診査，診断の目的をエビデンスに基づいた診断だけにとどまらず，検査のプロセスから患者さんに口腔内に対する興味や関心を高めるプロセスとしてWチェック法によるCo-Diagnosis 共同診査を行います．

例えば，患者さんとレントゲン写真を確認するとき，まずは記録者であるアシスタントは，初診の視診での記録を読みあげ確認しながら記録をします．その際の対話は，

DA：＃17OD虫歯の疑い
Dr：＃17ODカリエス
DA：＃17OD虫歯
DA：＃16冠破損，根の先に病変の疑いあり
Dr：＃16FCサークルRCT
DA：＃16冠破損，根の先に病変あり

という具合にアシスタントと復唱，確認の対話を交わします．診療台で横になる患者さんの耳は非常に敏感になっていて，歯科医師とアシスタントの対話がとてもよく耳に入るのです．詳しくはわからなくても聞きながら「えっ虫歯？」「根に病気？」と耳に入る言葉に口腔内への関心は高まります．その後に行う検査結果への関心は，最高潮に高まるのです．

こうして行われる共同診査は，いわゆるData Gathering資料収集とは異なり，患者さんの口腔内やレントゲン，スタディーモデル，歯周組織検査への関心を高め，検査に対

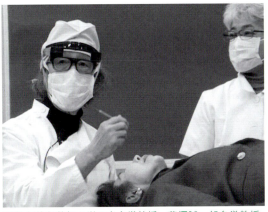

明海大学歯学部の増田屯名誉教授，藤澤誠一郎名誉教授，町野守名誉教授（当時教授）の「歯科医療学」へのご理解から明海大学研修医に「初診時の接遇と一口腔単位の検査診断」の講演での実技指導．医局員も全員聴講された．

父は30年以上，共に患者さんを看る歯科衛生士松田千代恵さんと共同診査を実演した．2014年4月．

する理解を高める効果があるのです．

　決して時間がかかることではなく，システムとして決めさえすればトレーニングで誰でもでき，短時間で同じ検査項目であっても絶大な効果をもたらすのが，このWチェック法によるCo-Diagnosis共同診査の効果なのです．

患者さんが自分の口腔に対して関心を持ち，知ろうとする，患者さん主体の検査，これが患者中心の検査・診査・診断なのです．

　患者中心という言葉が，とても気軽に使われているように思います．

　本当の意味での患者中心の歯科医療は，こうして創られていったのです．

Episode-26 ▶▶▶ 親子診療の悲劇

　卒直後から父の分院で勤務した私は，たびたび父と激しくケンカをしました．それは院長室の本棚の後ろに隠した穴がよく示していました．

　経験のない私が，どうして父の診療に対してそれほどまでに反抗したのか？　その原因は私が経験し，知っていた歯科医療があまりに少なかったことにあるのです．

　歯科医師としての私の知っている歯科医療は，大学6年のときの学生実習での大学病院での経験以外にはなかったのです．当時の私は大学での診療がスタンダードであり，最高峰のように思っていたのでしょう．

　私も決して例外ではなく"刷り込み"のおかげで父とケンカになっていたわけですが，当の本人はまったくそのことに気づかないのです．

　だから，いつでも最新の治療技術を簡単に勉強できる今，自分が行っている歯科医療を最善と思い，治療技術以外のことは情報が少なく，経験することができないため，どんどん遅れをとっていくのです．

　父は，週末はいつも出かけている人で，子どもの頃の私には家にいないのが当たり前でしたが，今考えるといつも勉強に出ていたのだとその熱心さを感じます．父は，大学での治療法以上に最新の技術を学び，身につけていたのですが，未熟な私に知る由もありません．

　ビーチ先生やパンキー先生との出会いが父を変え，まったく別世界の歯科医療を実践していたのです．

　特に，時間の経過とともに，ますます差が出る治療技術以外のことが，将来大きなアドバンテージとなることを知るはずもなかったのです．

そもそも親子というのは"親子喧嘩"などといわれるように人間関係として難しい側面を持っているようです．親は子に対し，子は親に対し「わかってくれるに違いない」と期待を持ち，わかったかどうかを確認することを怠ります．その結果「言ったはずだ」「こうしてくれると思ったのに…」と，結果の食い違いが生まれ関係が悪くなるのです．例えば，スタッフならば「わかったかな？」と確認し，スタッフも「これでよかったでしょうか？」と確認します．ある意味親子故の"甘え"なのかもしれません．こんなことを繰り返すうちに「一緒には働けない」「生意気だ」などと，感情的な言動が親子を分裂させてしまうのです．

　まして年齢差，キャリアの違いなど先輩にに対する"敬い"や"感謝"の表現が親子だから故「そんなこと言えるか」と省かれるので，親としてはいたたまれません．

　こうして親子診療は，不幸なことに多くの場合うまくいかず，子どもが飛び出すか，院内でまったく別の診療をするかになるのです．

　卒後間もなくから，ビーチ先生の考えに基づき診療ユニットをはじめ多くの診療器機とそれを使いこなすシステム普及のためのセミナーを企画してきた株式会社モリタのセミナーやスタディークラブ CDCで学び，パンキー先生の考えを日本にはじめて持ち帰った大阪の川村泰雄先生，川村貞行先生にお世話になりました．親から子へ伝えることの難しさをこうして補うことで，なんとか私は，父の診療の下請けとして保存系の処置を任され，一貫した医院の診療方針の中で，ひとりの患者さんを担当することができました．

　2年間ほどではありましたが，父は私の診療をみながら，どれほど我慢していたのかと，今，後進を教える身となって痛切に感ぜずにはいられません．自分としては精いっぱいの知識と技術で行った治療でも，父から診れば，きっと情けない治療だったのだと恥ずかしい限りです．

患者中心＝患者の言いなり？

　患者中心というと「患者のニーズに合わせる」といった一般消費経済にみられるマーケッティング戦略が頭に浮かぶのではないでしょうか？
"患者の望むこと＝患者の言うがまま"の歯科医療がそこに成り立ちます．

　確かに，患者の望むことを行うことは患者にとって満足につながるに違いありません．

　例えば，私の知るある歯科医院は，その地区で最も患者数が多く保険点数も最高の医院です．大きなマンション群の中にあるその医院では，子どもは治療が終わるとおもちゃやお菓子がもらえます．子どもは大喜びで医院へ来るそうです．保健所からの抗議の電話もあるそうですが，患者が多いのは確かです．

その医院の院長は言います．「喜んでいることをして何が悪い」と…．これは極端な例ですがもっと身近にも，「患者の喜ぶ歯科医療」はあるのです．

例1：詰め物が取れたのでつけて欲しい，という患者の口の中を見ると歯はプラークまみれで歯茎は腫れ，他にも虫歯がありそう．しかし，電話で「忙しいので早く診て欲しい」と言われていたので，取れたところの状況だけ説明して着けて終わった．

例2：歯を白くしたいとブリーチを希望されてお出でになった患者さん．口の中を見るとタバコのヤニがたっぷり．そのうえプラークもたっぷり．歯肉は赤く，虫歯の治療も多く2次カリエスもありそう．でも，主訴はブリーチなのでブリーチについての説明をしてクリーニング，ブリーチをはじめ白くなると治療は終わった．

　忙しい日常臨床の中，ありがちな対応ではないでしょうか？
　確かに，患者の最も訴えているいわゆる「主訴」に対し，それを改善すべき処置がされています．きっと患者もそのことについては何の不満もないでしょう．しかし，これが患者中心の歯科医療なのでしょうか？
　ここには，口腔内を診た歯科医師の専門家としての診断がありません．そして，それに基づく評価も説明もないのです．
　私の経験では，上記の例のような患者さんの場合でもお話を伺ううちに，実は本当の訴えが別にあることが非常に多いと感じています．

例1の場合は，実は仕事がとても忙しいのにもう何度も取れる，つけるを繰り返している．そのうえ，2年に1回は痛くなり治療をしている．歯茎から血が出るが歯医者では何もいわれないのでそのままになっているが，きっと歯周病だと思う．でも，歯医者ではそうしかしてくれないので仕方がないのだと思っていた．

例2：仕事でお客さんと話をすることが多いので，タバコのヤニと口臭が気になり，歯を白くしたいと思い雑誌で見たホワイトニングをしたいと思った．歯磨きをやっているんだけど，彼女に「臭う」と言われ気になりだした．一生懸命磨いているのだけれど…．虫歯でしみるところもあるけど，普段は別に支障がない．だけどまた治療するかと思うとぞっとする．歯科医に「歯が弱い」と言われているのでしかたないのかな…．虫歯で治療に行くために仕事をたびたび休むのは忙しいし困る．

　コミュニケーションの仕方によって，このような違った主訴が聴こえることがままあります．これが患者さんの持つ本当の訴えで，いわゆる"隠れた主訴"といわれるものです．
　患者さんは歯科医学的な知識が十分ではありません．自分なりの考えで，自分の持つ歯科情

報から歯科医療を選択しています．

　例えば，スーツを1着買うことにしたとします．いろいろなメーカー，ブランドの商品を選択することが可能になりますが，例え既製服であってもメーカー，ブランド，生地，縫製，仕立てなど，購入者の知識によってその選択範囲は大きく異なります．オーダーメードでの購入も可能です．

　私はお願いしたことはありませんが，1872年神戸で洋装店を開いたその店では，初めてのお客さまに対し「Be Spoken」というコミュニケーションがとられるそうです．世間話にはじまり，その方の仕事や趣味，人柄からヘアースタイルまで見極めてから服の好み，希望を伺い，採寸，ようやく「こういうスーツはいかがでしょう？　生地はこれで…」と話が進みます．既製服が容易に手に入るようになった現在ですが，昔は皆オーダーメードだったのです．だからでしょうか，その時代の人々のスーツ姿がやけにきまっているのは…．亡くなった私の祖父の着ていたスーツが，タンスに大事にしまわれていたのを見たことがあります．単にその頃の人がものを大切にしたということではなく，思い入れや気持ちまでもこめられたものであったことを語っているように思います．

　これこそプロ：専門家が関わった仕事の結果なのではないでしょうか？

　服飾と歯科医療は違いますが，この専門家としての精神に学ぶべきことはあると思います．

　コミュニケーションの効果は，歯科治療の結果にさえも大きく影響を与えるものなのです．

　患者中心，患者本位，言葉は簡単ですが，その意味は奥深いものがあり単に医学的な見地からのみ語ることはできそうにありません．

　ここで言う患者中心とは，歯科医療の主役である患者さんが，十分な歯科医学的根拠を持った検査と診断，そのわかりやすい説明を受けることによって，患者さん自らが治療に積極的に参加するとともに，理論的にも感情的にも十分納得して受診できる歯科医療を意味します．

　決して，歯科医学的な知識と判断が不可能な患者さんに判断を委ね，責任を押し付ける（放棄）ことや，患者の言うなりに診療するものではないことを忘れてはいけないと思います．そこには患者さんと歯科医師との信頼関係をベースとした専門家としての診断が重要であるあるは言うまでもありません．

　このように，患者中心の歯科医療を実践するためには，患者と歯科医師との間に信頼を築く十分なコミュニケーションが必要なのです．

COLUMN
5つの歯科医療

どんな歯科医師になりたいのか？
どんな歯科医院にしたいのか？

歯科医師になりたての頃，父に聞かれましたが答えられませんでした．

父はよく，若き歯科医師に同じ質問をしていたのを覚えています．

1962年スタンフォード大学の社会学者であるエベレット・M・ロジャース[23] (Everett M. Rogers)が『Diffusion of Innovations』(邦題『イノベーションの普及』)によって提唱した，新製品や新サービスの市場浸透に関する普及学の基礎理論は，消費者を商品購入態度から新商品購入の早い順番に5つのグループへと分類しました．

この理論を歯科医療に適応してみると，見事にあてはまるのがわかります．

歯科医院には以下の5つのグループがあり，医院の考え方に適合した患者さんが集まるのです．

1) Emergency dentistry
　　痛い，とれた，壊れたなど急性期歯科医療

ラガード(Laggards：遅滞者)：16%

最も保守的．流行や世の中の動きに関心が薄い．イノベーションが伝統化するまで新しい考えを導入しない．伝統主義者ともいわれる．最後までなかなかイノベーションを受け入れない層で，中には生涯導入しない者もいる．

2) Drill-fill-bill dentistry
　　削って，詰めて，請求する歯科医療

レイトマジョリティ(Late Majority：後期追随者)：34%

新しい考えの採用には比較的懐疑的な人．周囲の大多数が使用しているという確証が得られてから同じ選択をする．新しい考えが過半数を越えた辺りから導入を始めるため，フォロワーズとも呼ばれる．

3) White teeth dentistry
　　きれいな歯を入れる歯科医療

アーリーマジョリティ(Early Majority：前期追随者)：34%

新しい考えの採用には比較的慎重派だが平均より早くに新しいものを取り入れる．アーリーアダプター(オピニオンリーダー)からの影響を強く受け，新しい考えが浸透する為の媒介層であることから，ブリッジピープルとも呼

COLUMN
5つの歯科医療（つづき）

ばれる．

4）Maintained health dentistry
　健康維持のための予防歯科医療

アーリーアダプター（Early Adopters: 初期採用者）：13.5％

　社会と価値観を共有しているものの，流行には敏感で，情報収集を自ら行い，判断する．商品のベネフィットを理解したうえで導入に踏み切る．他への影響力が大きく，オピニオンリーダーとも呼ばれ，新しい考えの普及の大きな鍵を握るとされる．ベネフィットが必ずしも万人に受け入れられるとは限らないため，その考えが広く浸透するかどうかはアーリーアダプターの判断や反応によるところが大きい．

5）Dental excellence dentistry
　組織管理による患者満足度を重視した予防歯科医療

イノベーター（Innovators: 革新者）：2.5％

　冒険的で，新しいものを進んで採用する人．イノベーター層の購買行動においては，商品の目新しさ，商品の革新性という点が重視される為，商品のベネフィットはほとんど無視される．

　この5つのグループは，それぞれが独自の価値観で行動し，新しい考えの採用を行うため，その考え方の普及に関係すると考えられました．イノベーターは，革新性は高いのですが極めて少数派で，価値観や感性が社会の平均から離れ過ぎているため，全体に対する影響力はあまり大きくありません．
　例えば，インプラントの創世記から導入した歯科医師や，インプラント手術を受けた患者さんなどです．考えてみてください．いったいどんな思いでチャレンジしたのか？
　それに対してアーリーアダプターは，社会全体の価値観からの乖離が小さく，そのイノベーションが価値あるものかどうかを判断し，新しい価値観や利用法を提示する役割を果たす存在となります．インプラントなら，オッセオインテグレーションタイプが普及し，エビデンスがある程度出た頃に導入に踏み切った歯科医師です．
　イノベーターとアーリーアダプターは合わせても全体の16％に過ぎませんが，この二層まで普及するかどうかがアーリーマジョリティ，レイトマジョリティにまで広がるかどっかを左右します．
　そこでロジャースは，「普及率16％」をクリティカルマス（急激に市場が拡大する分岐点）とし，他の消費者への影響力が大きいアーリーアダプターこそが鍵を握ると主張しました．
　「オピニオンリーダー」といわれる"伝説の

> **COLUMN**
> **5つの歯科医療（つづき）**
>
> 歯科医療"は，普及率 16％未満の限られた歯科医師だけが実践してきた歯科医療です．
>
> 歯科業界では新しい技術の導入は盛んに行われ，普及していくのですが，歯科医院のコンセプトやシステムに大きく影響する使命や哲学に関する変革はなかなかされないのです．
>
> それは，知った人だけが実現可能な歯科医療だからです．

Section 5：Management　管理

　目的に到達するには，そのプロセスに設定した目標をいかに達成するかが重要な鍵となります．目標達成のために必要な具体的な方策について，その方策を実践することで，はじめて目標達成を可能にするのです．

　開業歯科医の仕事の多くを占めるのが，この「マネジメント」であることは，すでに開業している先生にはよくわかることだと思いますが，勤務医や開業したばかりの先生は，多くの場合まったく関心がありません．

　もちろん，そういう私もバブルが崩壊し，順調であったかにみえた医院経営に変化を感じ，やっと経営の現状を知ろうと動き出すまでは，マネジメントという言葉にさえ関心はなかったのです．父から渋谷の医院を任された私は，何をしたらいいかわからず，まずはスタッフの1日の売り上げを個別に記録を提出させ，分析をはじめたのです．

　そんなとき，いつものようにヒントは父の書棚にあったのです．

　「チェンジリーダーの条件」

　「マネジメントの発明者」「マネジメントの父」と呼ばれ，ベストセラーとなった「もしドラ」で有名なドラッカーは，マネジメントを次のように定義しました．

　組織をして成果を上げさせるための道具，機能，機関．

　ドラッカーは，あらゆる組織を社会の機関（エンジン）として位置づけました．そして，組織が社会の機関である以上，社会やコミュニティ，個人のニーズを満たすために存在しなければ

ならないと指摘します．
　組織が社会やコミュニティ，個人のニーズを満たすというミッション（使命）を達成し，その成果を上げるために存在するのが，ドラッカーの言うマネジメントなのです．
　歯科医療においては，歯科医院が社会や来院される患者さんのニーズを満たすというミッションを達成し，その成果を上げるために存在するのが歯科医院のマネジメントということになります．

　「優れた組織の文化は，人に卓越性を発揮させる．卓越性を見出したならば，それを認め，助け，報いる．そして他の人の仕事に貢献するよう導く．したがって優れた組織の文化は，人の強み，すなわち，できないことではなく，できることに焦点を合わせる．そして，組織全体の能力と仕事ぶりの絶えざる向上をもたらす．優れた組織の文化は，昨日の優れた仕事を今日の当然の仕事に，昨日の卓越した仕事を今日の並みの仕事に変える」　　　　　　　　　『現代の経営』［上］

　その優れた組織の文化を実現するものが，行動規範です．行動の原理，原則です．

　誰にでも見え，行え，評価できるものでなければならない．

　それでは，優れた組織の文化に必要な行動規範とは，具体的にはどのようなものなのでしょう．
　ドラッカーは以下の5つの行動規範はをあげています．
　いずれも，仕事と人事にかかわるものです．

（1）**優れた仕事を求めること．**
　　劣った仕事や平凡な仕事を認めないこと．

　例えば，知識が乏しい歯科衛生士のメインテナンスでは正しい施術や指導ができず効果が期待できない．患者さんに満足して頂けないメインテナンスは患者さんと医院の信頼関係を壊し，来院すら中断させてしまう．

（2）**仕事それ自体が働きがいのあるものであること．**
　　　昇進のための段階ではないこと．

例えば，受付が行うアポイントメントであっても，患者さんに対する十分な配慮と，効果的効率的な時間配分によって患者さんに対して快適で効果的な治療が行われ，患者満足によりやりがいを感じる．

(3) 昇進は合理的かつ公正であること．

定期昇給のようなものではなく，能力に対して公正な評価が重要．

(4) 個人にかかわる重要な決定については，それを行う者の権限を明記した基準が存在すること．
上訴の道があること．

(5) 人事においては，真摯さを絶対の条件とすること．
かつ，それはすでに身につけているべきものであって，後日身につければよいというものではないことを明確にすること．

『現代の経営』［上］

これらの規範が規範として確立していなければ，どんな立派な医院方針を掲げても，絵空事になってしまいます．
院長がいかに立派なことを言おうとも，人は人事で動機づけられ，仕事で自己実現するからです．

人事：歯科医院の組織における職員の処遇などの決定に関する業務

組織内の者から「うちは，給料はたいしたことないが，クビにもならないね」ドラッカーは，このように言われることほど，組織とその文化を損なうものはないと言っています．

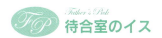
待合室のイス

　待合のイスは長椅子ではなく，座り心地の良いひとり掛けのソファーがいい．
患者さんはひとりひとり別々の個性を持った存在です．
ひとり掛けの椅子は，長椅子に座る何名かのうちのひとりではなく，世界にたったひとりの個性を持った"あなた"をみるという姿勢を示すものです．

山田康彦

　診療が終わり，帰り際，父はいつも待合室のイスに腰掛けるのです．
　歯科医院には，いろいろな医院があります．
　健康保険の患者さんが1日に大勢おいでになる歯科医院では，待合室はきっと大きく，たくさんの患者さんが待てるように長椅子が置かれていることでしょう．イメージとすれば大きな病院が思い浮かびます．単価の低い保健診療では，たくさんの患者さんを診ることが経営上必要で，混んでいて長く待たされる座るスペースがとても大事です．
　歯科医院の設計デザインを考えたとき，経営的な側面から考えると待合室のスペースはお金を生まない無駄なスペースと考えられます．単なる待機スペースとしての待合室は，確かに経営的には無駄なスペースかもしれません．特に地代家賃の高い首都圏では，そのように考える医院もあるように思います．待合室がなくエレベーターホールを利用していたり，廊下にイスが並んでいたりするのも頷けます．
　最近では，医院の高級感を示すために待合室を大きくとる歯科医院が増えているとも聞きます．目的は患者さんへのアピールかもしれませんが，そのために診療スペースが犠牲になったのでは本末転倒です．
　当院では，患者さんが，診療前に早くお出でになってしまった場合や，診療後のリラックスの時間に待合室のイスに腰かけます．
　そのイスが決して座り心地がいいとはいえない，長く座りたくないイスや，触れ合いそうなほどすぐ隣に知らない他人が座る長椅子ではリラックスすることもできません．
　歯科治療は，とても個人的なものです．歯科医院として，たったひとりの個性を持った大切な患者さんを診るという考えを持つと，自ずとその方に合ったイスを提供したくなるものです．言い換えると，長椅子を置けば長椅子にふさわしい患者さんがお出でになるということでしょう．
　待合室のイスには，そのイスにふさわしい患者さんがきっと腰かけることでしょう．

Episode-27 ▶▶▶ ある歯科医院での体験

山田桂子

　今から60年前のことです．私は，当時SM DS松竹舞踊音楽学校研究生でした．当時から「歯は芸能人の命」と言われていました．

　舞台稽古に入るので，流行っていて有名な銀座のデンタルクリニックが一番良いと言われて受診したことがあります．芸能人がよく通っていると人気の医院でした．

　ドアを開けて中に入ると，なんと大きな待合室．確かに待合室は患者さんで溢れ返り脱ぎすてた靴で一杯で，他人の靴を踏んでしまいそうなくらい足の踏み場もないほどでした．

　「○○さま……．□□さま……．△△さま……」と大きな声で患者さんの名前が呼ばれます．まるで大衆呑み屋の注文採りのよう．

　スリッパに履き替えようかと思うのですが，なんとも生温かそうな気がしてしまい履き替える気になれません．

　せっかく来たのだからと，仕方なく受付を済ませました．

　待たされそうだと座る場所を探すと，待合室の長椅子にほんの少しスペースがあったのです．でも，腰かけるときっと隣の人と身体がくっつきそうなので立って待つことにしました．

　待っている間，目に入ったブックスタンドの雑誌は古びて清潔には見えません．

　壁に貼られたポスターは，なんだか曲がっています．

　電話で，受付の女性は「少しお待たせするかもしれません」と言っていたが，ずいぶん長くまたされ，やっと名前が呼ばれました．

　白衣の女性に示された診療台は，ちょうど美容院のイスのように等間隔に並んでいました．

　診療台に腰かけると，どこからともなくマスクをした白衣の先生らしき人が現れ「右下の奥歯がしみるんですね」と言ったか言わずか，「はい，口をあいて」と何やら器具が入ってきました．

　その後は有無も言わさず，歯が削られたのです．痛いも何も，何をしたかも聞く間もなく，10分ほどの拷問は終わりました．

　先生曰く「これで様子をみましょう．痛むようならまた来てください」

　会計を済ませ外に出ると，急に力が抜け，とても惨めで打ちひしがれたような気持になりました．

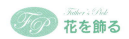
花を飾る

医院には生きた植物を飾りなさい．生け花を絶やさないようにしなさい．
私たちが診療するのは生身の人間です．
生きた植物すら管理できない者に，人間など管理はできない．
植物は何も言わないが，人間はちゃんと気遣うことをしなければ不満に思い，それは言葉や行動，表情に現れることでしょう．
生きた植物をイキイキと管理することができれば，きっと患者さんにも気遣うことが出来るようになる．

山田康彦

当院には，たくさんの観葉植物や生け花が飾ってあります．
患者さんからの評判も良く「ここに来ると自然な感じがしていいですね」と言われます．
観葉植物を置くことや生け花を飾ることは，アメニティーとしてはとても良いことだと思うのですが，実際にやってみると管理がとても大変なことに続けることを尻込みしたくなるのです．
水やりを怠り枯れてしまう．
水をやり過ぎて根腐れしてしまう．
萎れたり枯れたりしても放置してしまう．
生け花は夏場の管理が大変．
植物には虫がついたり寄ってきたりする．
ファミリーレストランには造花しかありません．しかもホコリがたまっていたり，薄汚れていたりとお世辞にもきれいとは言えません．
経営において人件費は非常に大きな固定費です．その人件費を歯科医院の本来の職務，衛生指導や除石，診療補助，歯科治療以外に使うのは収益につながらないと考えるのは合理的ですが，いかがなものでしょう？
私は，父の言うことはもっともなことだと思い，今でも緑を絶やさず管理しています．
私たちが治療するのは歯や歯茎ではなく，歯科疾患を持った患者さんというひとりの人間なのですから．
患者さんは，そんなスタッフの気遣う姿を見ています．
「このお花，誰がいけたの？　素敵ですね」患者さんの一言がうれしいですね．

COLUMN
インフォームド・コンセント

　ようやく，インフォームド・コンセントという言葉が定着しつつあります．医療現場において，その意味は「説明と同意」と解釈され，歯科医は説明用の資料をパソコンソフトを使用し作り，説明サンプルをそろえ自費契約のために懸命に説得するのです．その効果は，思うに任せないのが現実ではないでしょうか．「どうして，歯科医学的に正しいことを話しているのに聞き入れてくれないんだろう」説明の方法が悪いのか．資料は印刷物で，写真入りでもっとビジュアルに訴えたほうが効果的か．莫大な時間と労力をかけても効果はあがらないのです．

　私の友人のグループが患者約400名に対し，口腔内の精密な検査結果を写真，図解入りで各個に約10ページに及ぶ詳細なレポートを作成し，合計3日間，約2時間半の時間をかけ無料で患者さんに説明を実施しました．無料での提供の条件として実施した検査後のアンケート調査の結果，この検査に患者がつけた値段は，最低0円から最高2,000円でした．たったの2,000円です．時間と労力に見合った価値はない．医療者側の自己満足ということなのです．

　インフォームド・コンセントその言葉の意味は"Informed：知識，学識に基づく，Concent：意見，感情の一致"と解釈でき，知識，学識といった左脳の働きによる分析的な側面に対して納得し，それに基づき右脳の働きによる情緒的，感情的な意見の一致が起きる状態と考えら

インフォームドコンセント：Informed consent

説明と同意

知識（学識）に基づく意見（感情）の一致

左脳：分析的　　右脳：情緒的
EBM ───────── NBM
　　　意思決定 → 行動
日本人の70％が文化系

れ，それによって結果的には医療に対する患者の同意，承諾そして健康行動を引き起こすと考えられます．実際，第三者による観察が可能な客観的データよりも，患者の自覚症状やQOL・満足度を尊重すべき多くの臨床の場面で，歯科医師が客観的データ（特に検査データ）のみを患者に示し，その医療行為が有効であることを説明することがしばしば，インフォームド・コンセントとされています．しかし，現状でのインフォームド・コンセントの解釈，臨床での実施状況では左脳的説明（歯科医学的根拠に基づく診断・処置方針）はあっても，それに対する右脳的な感情の一致が得られていないように思うのです．

　それは歯科医療従事者が，理科系で左脳的，分析的見地から歯科医療を考え，EBMを掲げて医療を進めようとするのに対し，日本人の70％が文科系であり，患者さんは右脳的で，説明を理解する能力よりもはるかに感情的な側面が勝

> **COLUMN**
> **インフォームド・コンセント（つづき）**
>
> り，この感情的側面が保健行動に大きく影響を及ぼしているのです．これは，歯科衛生士などもよく体験するブラッシング指導時の「（必要性は）わかっていてもやってくれない」といった"プラーク・コントロールの必要性を理解できる"ことと，"習慣としてプラーク・コントロールができている"こととは直結しないことからも体験できることです．
>
> 　禁煙行動など，医師や歯科医師であっても正しい知識があっても禁煙できないという人間によく見られる行動なのです．

患者をマネジメントする

パンキーのデンタル IQ エレベーション　1956 年

「デンタル IQなんてエレベーションしない」と，パンキー先生のフィロソフィを勉強した先生が，うまく行かないことから発する落胆の声です．

　パンキー先生の仰るデンタル IQが「歯科的健康に対する価値観」であるとするならば，そのステージは価値観の上昇と考えられるでしょう．

　例えば，歯がしみるといって歯科医院に来院した患者さんは，しみる歯だけに関心を持っています．歯科医師やスタッフからの働きかけ(好意的働きかけ)によって，しみている歯にのみ持っていた歯に対する関心が，その歯についていたプラークや歯茎の出血，他の歯にもプラークがつき歯茎が赤くなっていることに気づいた患者さんは，しみる歯のことだけでなく，他の歯や歯茎にも異常はないかと思いました(無関心期から関心期へ)．歯科医師からの提案で口腔内全体の検査をして問題を明確にすることにしました(準備期)．

　1口腔単位の検査によって歯科医師は，患者さんに現在の口腔内の状況について歯や歯茎，咬合までをわかりやすく解説しました．

　患者さんは驚き，自分の口腔内の汚れた状況に対策を求めました．

　患者さんは，歯科医師の提案するブラッシング指導を受けることになりました(決断・実行期)．

　これはひとつの例ですが，患者さんは誰もがこのようなステージを歯科医療者の"好意的な働きかけ"によって次のステージへと上がるのです．

デンタル IQ エレベーション

```
            7  POSSESS MAKE MISSIONARY   歯科伝道者
          6  ACT OF POSSESS   所有の行為
        5  DECISION TO POSSESS   所有のための決定
      4  DESIRE TO POSSESS   所有の欲求
    3  APPRECIATION   正しい認識
  2  INTEREST   興味
1  FAVORABLE ATTENTION   好意ある働きかけ（世話）
```

　このような患者さんの心理変化に基づく行動の変化を"行動変容"といい，健康に向かう良い行動を"健康行動"といいます．
　この"好意ある働きかけ"が，とても重要なのです．
　それは，患者さんと歯科医院との最初の出会い"初診"の1日で決まってしまうのです．
　1994年，日本でパンキー先生の教えを説く川村泰雄先生の全人的歯科医療実践コースを受講した仲間でつくったプログレス歯学研究会のメンバーの最初の障壁が，この初診の1日にあったのです．
　毎月行われる例会では，メンバーの失敗談が報告されます．そこで問題となったのは，患者さんと歯科医師の会話：コミュニケーションなのです．毎回の例会の時間は，ほとんどこの初診時の話に終始しました．
　パンキーインスティテュートでは，この初診時の患者さんとの対話を"First Interview"とし，特別な働きかけを必要としたのです．

　ここでの対話は従来の問診とは異なるのです．
　問診とは診断のための情報収集であり，目的は診断です．

　ここで行うインタビューの目的は，患者さんとの良好な患者-医療者関係の構築と患者さん自身の気づきによる行動変容なのです．

COLUMN
"痛み"は患者の権利

われわれ歯科医療従事者は，患者の"痛み"に対して非常に同情的である．「痛みをどうにか早く止めてあげたい」そう願うのは，医療者として当然のことである．そのため，われわれは医療者の義務のごとく，痛みを目の敵のように取り除く努力をする．

確かに，痛みが治まった患者は喜ぶだろう．しかし，簡単に痛みを取り除いて本当に良いのだろうか？

この痛みに関して，精神科医ローラン・ピリング[24]は「痛みは患者さんの権利です．その痛みをむやみに奪うのは罪です．もし，人間が痛みを感じなかったら，すぐに死に至るでしょう」と言っています．

われわれ歯科医療従事者は，患者さんの痛みに対し，同情し，医療者の義務であるかのごとく習慣的に歯科医療技術を駆使して，その痛みを改善しようと考えます．しかし，良かれと思ってしたその行為が，患者さんの痛みの原因を学び，2度と同じことを繰り返さないように学習する機会を奪ってはいないでしょうか？ その結果，「仕事が忙しいし，また痛くなったら歯医者に行けばいい…」と考えさせてはいないでしょうか？

こう考えると，われわれの同情による思いから行う抜髄などの除痛処置は，こうした学習の機会を患者から奪っていることになるのです．

マズローの学説によると，痛いときこそ「2度と同じことを繰り返したくない」という高次欲求の出現，行動変容の絶好のチャンスなのです．麻酔が効き，痛みが治まってきたら患歯の状況をみてもらい，状況，原因，今後の治療の必要性の説明をすることで，その後の来院や治療への患者の取り組み方は大きく変わるのです．

患者の状況や話しのタイミングも考慮に入れることも，インビューの重要なポイントです．

継承とは

　深く考えることもなく歯科医師となった私は，のちに"継承"について考えさせられました．もしかすると，今この本を手に取っているあなたは後継ぎでありながら「やっぱり親と一緒に仕事は無理だ」と考えているか？　はたまた「子どもには後を継がせたくない」と考える親かもしれません．

　今，歯科医療経済は逼迫し，あとを継いでも厳しい経営状況になることを考え，50～60代の歯科医師が自分の代で閉院するという声が多く聞かれるようになりました．

　親として，子どもに経済的に大変な職業を勧めることはできないという判断なのでしょうか？
　私は，歯科医師となってすぐに，父と週3日一緒に仕事をすることになりました．

　歯科医師とは？　歯科医療とは？　そんなことなど何も考えることなく，ただ時間になると仕事に行き，終わると帰る，そんな日常でした．

　仕事といっても治療技術も経験もない私は，父が来ると父のアシスタント（診療補助）をしたのです．今思うと，この体験は私にとってとても大切なものとなっています．

チーム医療のベース　4 Hands Technic

　いくつかの歯科医院を見学して，まず父の医院との違いに気づくのはアシスタントの技術でした．

　私の勤務した東京の診療所の前身は，山梨県甲府の父の診療室でした．1966年，山梨県で最初に水平診療台を導入したのが父の歯科医院でした．世界ではじめて水平診療を開発したビーチ先生，そして歯科衛生士であるビーチ容子先生に熱海で当院スタッフが習ったのが通称"4ハンド"と呼ばれるアシスタントワークでした．

　ひとりで歯科医師が診療するときは，バキュームとタービンを持つ2ハンド．これでは十分な視野の確保や安定した診療ポジションは望めません．ミラーテクニックが必要な場合に必須なのが，アシスタントの2本の手も加わる4ハンドなのです．

　私は，卒直後から父のアシスタントを半年間勤めました．治療する歯科医師にとって，十分満足できるアシスタント業務を自ら経験し体得することができたのです．

　アシスタント業務と言えば，"診療の手伝い"と考えられている歯科医師も多いように思います．アルバイトのスタッフが勤務したその日からできるくらいの仕事が，歯科医院でのアシスタント

業務となってはいないでしょうか？

　父の山梨県の診療室で長年勤務した歯科衛生士Tさんに話を聞くと「アシスタント業務は，院長と同じレベルで治療を理解して，院長の治療を予測し，理想的な手順とスピードで院長の手を止めることなく，どちらかというと院長をリードして行うんです．それは緊張しますよ」と言います．

　私は，そんなこととは知らずアシスタントチェアーに座ったのですから大変です．ただバキュームを口に入れて，唾液を吸引することしか知らなかったのですから…．最初の洗礼を受けます．

　レジン充填の術式を理解して自分ができたとしても，アシスタントとして診療補助をすることになるとまったくできないのです．

　フォーハンド・システムはビーチ先生が考案された診療を効果的，効率的，そして正確に行うための重要なシステムだと思います．

　アシスタントの存在価値は，アシスタントがつくことによって，歯科医師と患者さんが快適でストレスのない診療が行えることではないでしょうか？

　ひとりで診療すれば，使える手は2本です．視診でさえ左手にミラーを持ち，右手にエクスプローラーを持てば，それ以外は持つことができず，唾液が溜まればミラーを置いてバキュームをとらなければならず，視診をいったん中止して，患者さんの快適性を優先することが必要になります．患者さんは次第に口が閉じ，視診に支障が出ます．そんなとき「〇〇さん，頑張ってお口を開いておいてくださいね」と声をかけることも視診への集中を妨げるのです．

　アシスタントが，ただ"唾液を吸う" "声掛けする" "口唇排除する"という行為のみを覚え，行うのでは，アシスタントの存在価値はないのです．

　「患者さんが快適に診療を受けて頂けるように」という目的をもって行うバキュームは，患者さんが不快に感じる前に不快でない場所に挿入されることで，はじめてその目的を達成するのです．そして，バキュームチップは口唇を排除し，視野を確保し，舌を押さえ，術者の治療を妨げません．そして，残ったアシスタントの左手は，患者さんの下顎を保持し，口唇を排除し，術野を確保し，患者さんの開口を優しく補助するのです．

　私は，このようなアシスタントの目的を理解せずアシスタントについたので，父はたびたび手を止めて，自らバキュームを持ち，適切なタイミングと場所に挿入するのです．バキュームチップが患者さんの口蓋中央奥を通過し，舌や口蓋に触れたとき，父はアシスタントチェアーを一蹴しました．驚いてバキュームを引き上げます．患者さんが最も不快な場所にバキュームを入れたからでした．父は，診療に支障が出ると判断し，ベテランのアシスタントに交代を無言で

指示します．ベテランアシスタントは呆れ顔で，ニヤリとして私と代わったのです．あのときの屈辱は，今でも忘れることができません．
　「文句ないアシスタントをしてやる！」ベテランアシスタントから受けた屈辱的な交代劇は，私に悔しさと決意をさせました．
　無言で示す父の姿は，言葉よりも私の中に強く残っています．
　自分でアシスタントワークができない者に，アシスタントワークを教えることはできないと思います．
　自分がやって，その難しさがわかっているからこそ，同じレベルのアシスタント業務を要求できるように育てられるのです．
　生涯2度とすることはない経験が，現在の私の診療を支えているのです．
　それだけではありません．アシスタントをしている間に Drとして覚える必要がある治療技術をいつの間にか誰よりもいいポジションから見学し，勉強することができていたのです．
　歯科医療は，チームで行うこととはよくいわれることではありますが，チームのメンバーを結び付け関係性を作るのがコミュニケーションなのです．
　コミュニケーションというと"話すこと"を思い描きますが，ここでのコミュニケーションは，歯科医師とアシスタントとを治療行為を通じて結び付けることなのです．
　パソコンを使い作った文章をプリントアウトするためには，ケーブルでプリンターとつなぐだけではできないのです．パソコンで作った情報は，ケーブルを伝ってプリンターが認識してはじめて作った文章がそのままプリントアウトされるわけです．パソコンとプリンターの間でもコミュニケーションが重要なのです．
　コミュニケーションは同じ治療を行うとき，ベースになる認識であり，言語であり，ニュアンスでもあるわけです．
　こうして父の治療は，ベテランアシスタントと"阿吽の呼吸"で行われたのです．
　今でもその光景が私の治療の基本となり，新人スタッフの教育時も同じようにアシスタントができることを目指すのです．
　それは神の手といわれる名医の外科手術の場面のように，芸術的で息を飲むような光景です．
　従来，歯科医師が1時間かけて行う仕事を4ハンドによって，正確でスピーディーな治療が実践され40分で行い，その結果，患者さんの快適性や経営上のメリットを生むのです．
　短時間で高い質の診療を行えることは，歯科医院の高いパフォーマンスを意味し，医院の力として評価されるのです．

継承するって「医院を継ぐ」と一口に言いますが，そう簡単ではないように思うのです．先代の意志を感じとり，共感し，ひとつひとつ引き継がれることが結果的に継承されることになるのではないか．そして，その思いを発展させ，新しい次世代の意志を積み上げていくことが医院継承なのだと思います．

継承とは，意志を受け継ぐこと，そしてその意志を発展させること．

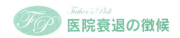
医院衰退の徴候

山田康彦

院長は，以下に掲げる医院衰退の徴候を見落としてはならない．

① 全てが安易に流れる傾向があり，緊張感がない．
② 「医療」の意味が周囲の情報によってスタッフ同士で食い違って来る．
③ 診療が忙しいからといってビジョンやリスクに対して鈍感になる．
④ 過去の出来事や未来に対する予測を数量化する傾向が強くなれば，医療が数字に左右される．
⑤ 経営上の利益を優先する傾向が強くなる．
⑥ 「医院の伝統」について話をしなくなったり，わからなくなったりする．
⑦ 貢献，精神，美，喜び等を価値観から除外し，効率や効果のみを重視するようになる．
⑧ 言葉，書式が乱れ，品位，様式，礼儀が失われる．
⑨ 院内が雑然とし，ものが増え，乱雑となり，整理整頓，清掃が行き届かない．
⑩ 植木や観葉植物，生花などが少なくなる．
⑪ スタッフの間に嫌な緊張が漂う．
⑫ トラブルを造り出す人が問題を解決する人よりも多くなる．
⑬ 治療にかかる時間を"奉仕できる時間"と考えず"制約"と考える．
⑭ 医院の節目節目にイベントを行う余裕が無くなる．
⑮ 院長や管理者が，スタッフの自由を制限し管理が強まる．
⑯ マニュアルがやたらに増えて来る．
⑰ スタッフよりも組織を偏重するようになる．
⑱ 院長自身の経験に頼り，事例の判断に自信が持てなくなる．

これらの事態はいつ，何をきっかけに起こるかわからない．

しかし，このような具体的な事態を，院長の経験がなくとも，知識として持っていれば，これらの徴候に気づき，対応することで，その先に待っている医院の危機を回避することができるのだ．

経営は"生き物"と言われます．

院長は，常に緊張感をもって大きな視野で医院全体を俯瞰的に観察することが大切です．

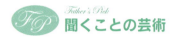

聞くことの芸術

山田康彦

聞くことはまさに芸術である．

"聞く"という芸術の鍵は，如何に"選択"するかということにある．
頭・心・精神の門戸である耳に神経を集中して，受け入れるか否かを決定する．
良いものを聞きなさい．愛，希望，勇気，に対して聞き耳をたて，うわさ，恐怖や不満に耳をかしてはいけない．
美しい音を聞きなさい．大家の音楽で気持ちを休め，木々のざわめき，小鳥の歌，波のとどろき等，自然の奏でる音楽を開きなさい．

批判的に聞きなさい．
　主張，考え・哲学に対して，精神的に挑戦せよ．
　心をひらいて真理を探究せよ．

落ちつきをもって聞きなさい．
　相手を急がせてはいけない．相手の発言がいくら反対意見であっても，聞くという礼儀を示そう．何か学びとれることがあるかも知れない．

成長のために聞きなさい．
　問題意識をもった開き手になり，質問をしなさい．

心で聞きなさい．
　聞きながら感情移入の訓練をしなさい．
　相手の立場になって相手の問題を心で受け止めなさい．

自分自身に聞きなさい．
　あなたの奥にある　熱望・大望・最高に尊い衝動を聞いてみなさい．　貴方の成長の助けとなる言い分は，誰でも持っているはずである．　そこにある熱望・大望・最高に尊い衝動を開いてみなさい．　自分の内部にいる，よりよき人の声を聞いてみなさい．

深みを持って聞きなさい．
　静かに留まり，深く考えよ．
　無限のインスピレーションを得るための，ひらめきの耳で聞きなさい．

　その哲学は，成功というものを単に言葉の上だけの狭い認識ではなく，自己満足というより広い認識のもとに受け入れようとする人々に与えられる．
　世の中にはとても多くの「60％人間」が存在している．
　事実，20，30，40％の人間すら数多く見受けられる．
　そこにあって，100％を目ざそうとする人は誰であれ，必ず成し遂げることができる．

歯科医療の証──揺るぎない経営基盤の構築

　私たち歯科医師の仕事の"証"とはなんでしょう？
　歯科雑誌に掲載されるような，きれいな補綴物や歯肉でしょうか？
　私は，来院を続けて頂けている患者さんとその口腔内が，その"証"であると思うのです．
　2014年末，父は他界しましたが，今も通い続ける患者さんとその口腔内には，父の意志や技術を"生きた証"としてみることができるのです．
　それは芸術家の作品や建築家の建造物のように，患者さんの生涯とともにあるのです．
　こんな作品を，日常の忙しさや経済性のために全力を尽くせないのは悲しいことです．
　インレーと間違うほどのアマルガム充填や抜群のフィットをみせるゴールドアンレーを目の当たりにして，父がそのとき何を考え，どんな思いで診療していたのかを考えるのです．

30年，40年と患者さんの口の中で機能し続ける作品は，貴重な宝物です．
　そこには，父の歯科医療に対する情熱や厳しさ，そして患者さんに対する愛情を感ぜずにはいられません．
　芸術作品は，作者の生前は評価されず，のちに評価が上がるゴッホの作品のようなものが多々ありますが，歯科医療の評価はその患者さんがすぐにするものです．しかも，ただ鑑賞するものではなく，患者さんの日常とともにあり，生活の質に影響するのです．
　あるときメインテナンスにお出でになった80歳間近の40年来の患者さんが，「通いはじめた当時，"あなたの歯は私がなおすんじゃない．あなたが自分でなおすんだよ．"と大先生に言われたんですよ．だから今でも自分の歯が残っている．あの言葉は忘れられない」と教えてくださいました．
　父の意志は，こうして補綴物だけでなく患者さんの"精神"として生き続けるのです．
　これが歯科医師の作品：歯科医療の証なのだと思うのです．
　歯科医師の仕事って本当に素晴らしい仕事だと思いませんか？

　歯科医師の仕事は，こうして患者さんとともに生き続け，次の世代にその意志が引き継がれる素晴らしい仕事だと私は思います．

　あなたの医院の方針に共感し，通い続ける患者さんこそが，あなたの歯科医療の結果であり"証"であるだけでなく，この患者さんがリアルな医院の広告塔となり，揺るぎない歯科医院経営の基盤をつくるのです．

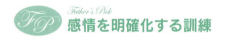
感情を明確化する訓練

山田康彦

医療者は経験を積めば積むほど厄介な先入観に悩まされます．
　この医療者のブロッキング現象を避けて患者さんの本当の思いに耳を傾けるには以下の点に注意したい．

・自分の考え方や感じ方を基準に相手の話を聴かない．

- 自分の関心や興味から（興味本位）のみ聴いたり，質問しない．

- 相手がどのように考えているのか，感じているのかを聴く．

- 追体験できたとしても，自分の体験に囚われ過ぎない．

- 相手の話の中で心に残ったことに囚われ過ぎると相手の心の動きの変化に沿えなくなる．

- 思い込みがあっても，それをすぐに捨て，自分の心を真っ白にする．

- 深読みは禁物．臆測や解釈からのみ 理解しようとしない．（傾聴）

- 自分の整理箱で 整理してしまう自分を認める．

- 話の細かいところに囚われず，ポイントをつかむようにする．

- カウンセリングの考え方や技法を意識し過ぎない．

- 懸命に聴こうとする態度が，相手と心を通じさせる．

- 心が通じ合う関係になれば，自然な技法展開ができるようになる．（共感）

- 自分の気持が高まってきたときは，それはなぜそうなったかを考える．（非言語的表現の内部観察）

　これらはコミュニケーションの基本姿勢によって実現できるのです．
　難しい技法と考えず，人間関係構築のプロセスと考えます．
　向き合う人間が心を開き，対話する過程が人間関係を構築していきます．
　向き合うことで，お互いに影響し合うのです．

　特に傾聴という言葉はよく聞かれるのですが，次頁の図にあげた３つのプロセスを守らなけ

コミュニケーションの基本姿勢

観察
言語的表現の観察
言葉の繰り返し, 抑揚, 独特な言い回し
非言語的表現の外部観察
まばたきや目の動き, 潤見, 口が曲がったり顔が紅潮したり, 手や足の動きなど
非言語的表現の内部観察
感情がこもった表現は聞き手の心に響く

傾聴
聞いた質問(オープンエンドクエッシン)
自由で制約されない答えを自分の表現したいように言える
受容
評価することなく相手の感情を受け入れる
ブロッキングの排除
聞き手の先入観や思いこみを意識的に排除する

確認
明確化
言語的, 非言語的感情表現から患者さん自身が求めるものを明確にし確認する: 感情の明確化(気づき)
テーラリング
患者さんの言葉を理解しくり返して確認することで, 患者さんの話の意図が正しく伝わったかが患者さんの表情, 言葉からわかり, 修正する

共感
保証
クライアントの様々な感情やそれらの表現としての要求に対し, 理解し共感していることを表現する

ければ相手の本当の思いは聴くことはできないのです.

　正しく相手の言葉（意図）が伝わったかどうかは相手にしかわかりません.
　遠慮なく「これでいいですか？」と確認することが大切です.
　思い込みは禁物です.

　相手の思いが手に取るようにわかることが大切ですが, わかっても相手にわかったことを伝えられないと人間関係は進展しません.（保証）

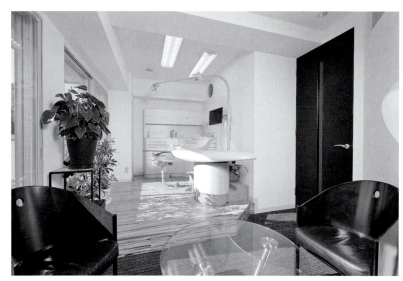

父が最後の診療まで使用していたユニットがある初診患者さんをお迎えするグリーティングルーム．父と一緒に患者さんとの最初の出会いを過ごしています．

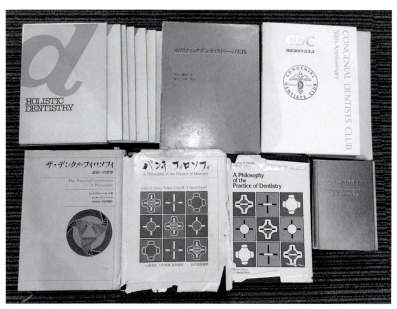

すでに廃刊となり入手困難となった伝説の書籍．

Chapter 3　歯科医療の自由を求めて

Chapter 4
行動変容理論のエビデンスが解明する"伝説の歯科医療"

　ここまで示した"伝説の歯科医療"は，決して過去の偉人の話ではありません．そこには，今に通じるエビデンスがあるのです．

　あなたの歯科医院の診療の流れ，いわゆる医院システムはどのような根拠に基づいて構築されているのでしょうか？

　多くの場合，そのシステムの根拠など考えることなく，以前勤務していた医院のシステムをそのまま真似て行われているのではありませんか？

　これだけ医療ではエビデンスの重要性を求められ，治療のエビデンスについてはうるさい歯科医師でさえ，医院システムは利便性や健康保険制度に準じたシステムになっているようです．

　医療者側の都合や制度上の規則に縛られ作られた医院システムに，患者さんが従順に従うとは思えません．

　伝説の歯科医療では，患者さんの心理を中心に考え，本当の意味での患者中心の医院システムを構築します．

　そこには，心理学や行動科学のエビデンスが患者さんを健康行動へと行動変容を起こす医院の考え抜かれた仕組みがあるのです．

　"伝説の歯科医療"が語り継がれてきたのはなぜでしょう？

　それは，いつの時代にも，どのような経済社会においても，時の試練に耐え得るものだからです．

　"伝説の歯科医療"を基礎づけている原理は，例え100年経過しようと揺るぎないものです．

　このような原理に純粋に忠実であろうとする態度を，さまざまな事情で変えてしまうことは，これを正しく実行することによって自動的に得られるはずの素晴らしい自己実現を水で薄めてしまうような結果をもたらすのです．

　この哲学は全体としてはじめて有効なもので，いいとこ取りも，近道もなければ，省略することもできません．

　基本的な原理に忠実な人からは，必ず同じ"証拠"をみることができます．そのような人々から十分に学びなさい．正確に習得しなさい．妥協を許してはいけません．そして，楽しく活気あふれる，素晴らし歯科医師たちと関わりなさい．

あなたがそのプロセスにあるとき，誰にもそのことを告げる必要はありません．それは，あなたの顔に現れるからです．

P.E. Dawson

行動変容理論が歯科医療を変える
行動変容理論で乳がん受診率が3倍に

伝説の歯科医療で行われる医院システムは，最新の行動変容理論が適応されているのです．ここに，最近の行動変容理論の大きな業績の事例があります．

日本人女性の乳がん罹患率は今や18人に1人と年々増加傾向にあります．
がんによる死亡者数を減少させるためには，早期発見・早期治療が重要であることから，がん対策基本法においては「国及び地方公共団体は，がん検診の受診率の向上に資するよう，がん検診に関する普及啓発その他必要な施策を講ずるもの」と定められています．ところが「OECDヘルスデータ 2010年版」によれば，マンモグラフィによる乳がん検診受診率は，欧米では70%を超えているのに対して，日本では 23.8%と非常に低い水準なのです．そこで乳癌検診の受診率対策が急務となり，行動科学の分野で Trans-theoretical model[25] など，行動変容に関する理論を応用したところ効果がみられました．
このような成果は日本ばかりではなく，行動変容理論やモデルを基にした健康行動への介入は，特に合理性を重んじる米国において盛んに行われてきました．米国におけるヘルスプロモーション活動は，川の流れにたとえて，大きく3つのアプローチによって行われています（**図**）．

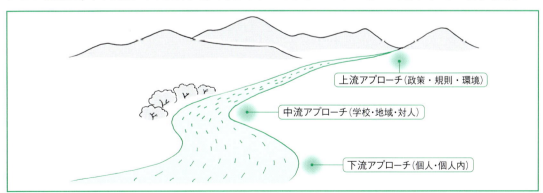

図　米国のヘルスプロモーション活動の3つのアプローチ

『上流アプローチ』
　環境や規則に働きかけて，大多数の人々の健康行動を維持させていこうと試みています．古くはタバコの宣伝禁止があり，現在，米国の公共の建物内はすべて禁煙です．また運動支援のために，歩きやすく魅力的な階段を作ることは，エスカレータよりも階段を選択する人の数を増加させます．これは歯科医療でいうならば公衆衛生の分野で，政策や法律によって行われる1歳6か月検診や学校検診などで，海外では水道水のフッ素化，フッ素ジェルの使用促進など公的なアプローチを指します．

『中流アプローチ』
　地域や学校，職場で行われるようなヘルスプロモーション・プログラムです．これらのプログラムでは，いくつかの理論やモデルを基にした介入が行われ，着実に効果をあげています．歯科医療の分野でも，学校歯科での活動が一定の効果をあげています．

『下流アプローチ』
　個人に焦点を絞った介入であり，個々人によって異なって現れる行動の継続を妨げる要因，いわゆる『バリア要因』の除去や動機づけを強調した面接法が推奨されています．ここでは，行動変容に対して，『動機づけられた』人というように，行動変容の採択や維持の責任を対象者側に求める受動的な見方をするのではなく，指導者が積極的に対象者を『動機づける』能動的なコンサルテーション（相談）の方法が注目されています．
　代表的な理論モデルとして，行動変容の実践に際して最も頻繁に適用されている Trans-theoretical modelが代表格として知られています．日本でもその応用は"メタボ検診"で知られています．

　この下流アプローチにおける個人を対象とした働きかけが，私たち開業歯科医には必要なのです．

〈参考文献〉
乳がん検診の受診行動を説明する行動変容モデルの開発：
　Hirai K, Harada K, Seki A, et al.: Structural equation modeling for implementation intentions, cancer worry, and stages of mammography adoption. Psychooncology, May 2013.
セグメンテーションアルゴリズムの開発：
　Harada K, Hirai K, Arai H, et al.: Worry and Intention Among Japanese Women: Implications for an Audience Segmentation Strategy to Promote Mammography Adoption. Health Communication, Jan 2013.
テイラードメッセージ介入による地域での無作為化比較試験：
　Ishikawa Y, Hirai K, Saito H, et al.: Cost-effectiveness of a tailored intervention designed to increase breast cancer screening among a non-adherent population: a randomized controlled trial. BMC Public Health, SEP 11 2012 2012;12.

CDC コンジニアルデンティストクラブ

　ビーチ先生のご紹介で創設会長となった峯田拓弥先生，川村泰雄先生，川村貞行先生が渡米し，パンキー先生と出会い，ミルウォーキーデンタルリサーチグループのホフマン先生のアドバイスにより，1960年日本初のスタディークラブ CDCが創設された．ビーチ先生，パンキー先生の考えに片山恒夫先生の考えや最新の知見が他のスタディークラブに見られない"フィロソフィのCDC"を創り，50周年を過ぎた現在も進化を続けている．

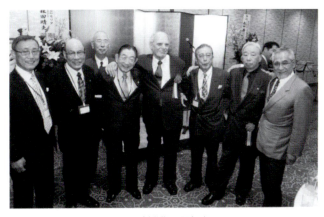

50周年記念パーティー：CDC創世期の開拓者たち

変化のステージ　Trans-theoretical model
患者さんの本当の気持ち　　隠れた主訴

　患者さんは，「主訴」という表面的な問題をきっかけに，患者さんなりの「来院の理由」を作り来院します．

　多くの場合，患者さんは，潜在的な不安や問題＝「隠れた主訴」を持って来院しているのです．

　潜在的な不安や問題を認識して来院されている患者さんと，まったく気づいていない患者さんがいるのです．Prochaska等によると最低でも40％，多くて70％の患者さんが気づいていない，関心のない患者さんです．そこで，私たち歯科医療者はこの患者さんの「隠れた主訴」を顕在化させる支援をすることが必要となります．すなわち右図の無関心期から関心期へ患者さんを変化させるのです．これができなければ，私たちは無力にも主訴への対応で終わらざるを得ないか，良かれと思ってする治療が，患者さんの意に反し「頼んでもいない歯を削られた」と言われることすら心配になるのです．ここでは歯科医療の明確な目的達成のための狭意のデンタルインタビュー（Dental Motivational Interviewing）が必要となります．

　隠れた主訴は，われわれの考える歯科医学的な疾患としての問題以前の，患者さんの病気体験に基づく考え方，思い，感じ方，不安，期待，生活・人生への影響であり，このことについての配慮が必要となります．

　患者さんにお話しても同意が得られなかったり，話したはずなのに「聞いてない」と言われたりするのは，この変化のステージを医療者側が意識することができず，ステージを見誤ることによって起きるのです．

　例えば，洗車もしない車を平気で使っているAさんであれば，例え新車ディーラーの前を通りかかったとしても決して立ち寄ろうとはしません．ましてやそんなAさんの家に営業マンが売り込みに来たとしても追い返されることでしょう．例えそれがどんなにリーズナブルで性能やスタイルのいい車でもです．一般的にアポなし営業の受諾率が低いのはこのためです．

　歯科医院でもそれは同じで，どれほど歯科医学的な根拠があろうとも，その時点で患者さんが求めていないものを提供することはとても難しいことがわかります．

生活習慣の改善についての報告

40％(70％)	無関心期
40％(20％)	関心期
20％(10％)	準備期

American samples:Velicer, Fava, Prochaska, Abrams, Emmons, & Pierce, 1995(European samples:Etter, Perneger, & Ronchi, 1997)

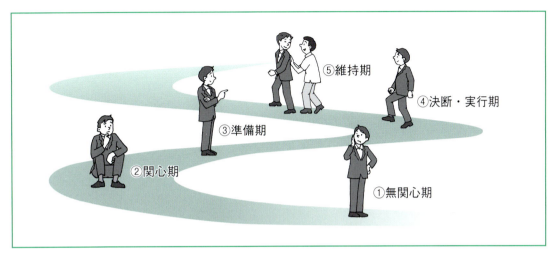

図 変化のステージのイメージ図：行動変容は必ず個人の意思決定に基づくステージを登る
The model of intentional change is focusing on the decision making of the individual (DiClemente, Prochaska, 1985より作成)

　このように，臨床では，思うに任せない患者さんと遭遇します．患者さんは，どうして私たちの思うように動いてくれないのでしょう？
　それを解くひとつの鍵がここにあります．
　患者さんが"動く"力は，その患者さんにとっての時間や状況に応じての"準備の状態"または熱心さ（passion）のレベルと考えることができます．
　この準備の状態が，その患者さんによって異なっているのです．その異なる準備の段階に対して不適切な対応を私たちがしてしまうと，抵抗や拒否の行動を示す患者さんに変えてしまうのです．すなわち，私たちの対応如何で患者さんの態度は変わるということです．

実例で示す行動変容

　さて，先程のAさんが，あるとき新しい車が欲しくなります（行動変容のはじまりです）．今まで人や物を運ぶための道具としか思わず，めったに洗車することもなく平気で乗っていた彼がです（**①無関心期**）．実は彼にお付き合いをする女性ができたのです（動機）．今まで男友達や荷物しか載せたことがない車に彼女が乗ることになり，彼女が乗ることを考え新しい車が欲しいと思うようになったのです（**②関心期**）．彼は，インターネットや雑誌で調べ，エアバッグ付きの安全な車をメーカー，排気量，値段などを調べます（**③準備期**）．そしてカーディーラーへ試

乗のために足を運びます．自分の欲しいモデルは思ったより値段が高かったのですが，どうしても手に入れたい思いからボーナスを当て込み購入することを決め，ついに念願の車を契約したのです（**④決断・実行期**）．そして彼女のために安全運転を心がけ，楽しい時間を過ごすため，きれいに洗車しています（**⑤維持期**）．

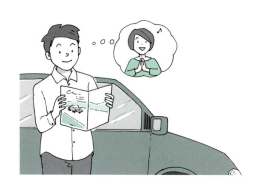

　この話は，「彼女と楽しい時間を過ごす」ということを"目的"とした行動変容の話です．例えば，目的が「お付き合いをはじめた女性と結婚する」ということになると，話はまだまだ続くことになります．すなわち，目的が変わると変化のステージのプロセスも変わるのです．

　だから，何を目的として歯科医療を受けるのかがとても重要なのです．

行動変容のための5つのステージ

　このように，誰もが同じ目的を持つことで同じように行動するわけではありません．
　その人独自の価値観に基づく準備ができた状態を"持続"することが大切です．
　持続状態が"意志"を強め，変化への"力"となるのです．
　患者さんによって異なる5つの"変化のステージ"についてお話します．

①無関心期

　歯科医院を訪れる患者さんのほとんどが，今抱えている口腔内の問題解決のために来院しています．しかし，その問題の原因を知っている患者さんはほとんどいません．まして自分の生活習慣が問題であることすら意識していないのですから，その原因を取り除くために生活習慣を変えようなどとは思ってもいません．

　この段階の人を次の段階へと動かすことが非常に大切な"歯科医療の仕事"なのです．

　このステージの患者さんに対して患者さんが希望していない検査やブラッシング指導をすることは，単に権威的な専門家の指示，指導に従わせた（コンプライアンス），言うならば強要に過ぎません．患者さんの"意志"を伴わないため，医院のシステムとしてどの人にも同じアプローチを行う医療者主導のシステムでは，同じ検査やブラッシング指導でもその効果が大きく異なるのです．

例えば，診療システムとして患者さんの意志の確認のないままブラッシング指導を行ったとします．よくある例として「悪いけどTBIしといてくれる」とDHが院長先生から突然言われます．患者さんにTBIをはじめると「どうして歯磨きをしなきゃいけないの？ 早く治療して欲しいのに…」TBIの必要性をまったく感じていない患者さんの言葉に，DHは「どうしよう…」と悩むのです．
　こんな患者さんの場合，「これが終わらないと治療してもらえないから…」と"来るとき磨き"や，やる気のなさから「いつまでたっても PCRが落ちない」そのうち「いつになったら治療をしてもらえるんですか？」というふうに本音が出てくるのです．このように失敗を経験した患者さんは，「こんなことやっても意味がない」と専門家の意見に反発するようになるのです．
　このようにして，患者さんは専門家の意見に懐疑的になり，その後の治療に対する専門家の診断や治療に対して同意が得られにくくしてしまうのです．

②関心期

　このステージの患者さんは，すでに何かのアクションを起こすことについて考えています．現状に何らかの不安や不満を持っているのです．しかし，アクションを起こすことで期待できる良い効果を考える一方，時間や費用など負担や不安を感じています．
　アクションを起こすためには，行動の負担を消し去る情報が必要なのがこのステージです．

③準備期

　行動を起こすために必要な情報を収集し，少しずつ具体的な行動数にあたる負担やメリットが明確になってきます．
　準備が整い，自分の中で決意が固まっていきます．

④実行期

　行動を起こすことの負担感よりも，それによる利益のほうが大きいことがわかっています．実践のための計画を立て，実行することが大切です．
　実践においてはできる限り負担を少なくすることや，持続するための自信がつくことがポイントです(自己効力感)．

⑤維持期

　すでに生活習慣が改善され，新しい習慣に慣れた時期です．しかし，せっかく習慣となった

良い習慣も，周囲からの誘惑によって時間の経過とともに意識が低下してきます．新しい生活習慣が習慣として定着するには18か月かかると言われています．

このステージでは，後戻りを意識して落ちこぼれないように後押しすることが歯科医療者の仕事です．

患者さんの維持しようとする気持ちを励ましたり，抱えた口腔内の問題を解決することが，後戻りを防止するポイントです．

ステージを登ろうとしている患者さんへの支援のしかた

目の前の患者さんがどのステージにいるのか，患者さんが問題をどのように意識しているのか？　変化に前向きなのか？　を見極める目を持つことが必須です．そのために以上のことを意図的に確認していくことが必要です．

ステージ確認のための質問例
「今まで虫歯になった原因は何でしょう？考えたことはありますか？」
「ご自分の歯は何本あるでしょう？数えたことはありますか？」
「普段，お口の中，特に奥や裏をじっくり見ることはありますか？」

患者Aさんにこの質問をすると…
「いや〜，わからないです．まじまじと見ることもないし…」

私たちは多くの場合，患者さんのいるステージを実際より高くとらえてしまいがちです．
「口腔内の状況を説明したので，TBIの必要性はわかるだろう」などと思い込みからステージを高く見誤るのです．当然ステージを見誤れば適切な対応は不可能となり，結果として時間のロスと失敗体験から自信を失っていくのです．結果，変わろうとする意志を弱めることになるのです．脅す，怖がらせるは厳禁です．患者さんの前向きな気持ちや意志を弱めてしまいます．

> **行動変容成功のポイント**
> ①行動変容ステージは，**1つずつ上がっていくこと．**
> ②行動変容とは，外に現れた行動のみならず，**気づき**を持ったり，**感情的な体験**をしたり，**考え方が変わる**ことも含む．

③ステージを上がらなくても、その**ステージにとどまっていても**、次のステージに近づいているとみなすこと．
④行動変容が順調に進んでも、急に進歩が止まったり、前のステージに後戻りしたりすることも普通にある．

・計画的な介入がなければ、人はステージを移動することはない．
・再発は、あるステージから**1つ以上前のステージに逆戻り**すること．再発は日常的に起きると考える．

COLUMN
疾病構造の変化と超高齢社会

社会構造の変化とともに人々の暮らしは変わり、有り余る豊かさの中で疾病構造も大きく変化し、超高齢社会を迎えました（**図**）．

急性期医療が中心だった時代は、緊急治療のため医療者が有無も言わさず治療する医療者主導が当たり前でした．疾病構造は変化し、慢性疾患の治療や予防を考えると、良好な治療結果のためには治療技術以上に来院や生活習慣の改善など患者さんの協力が不可欠となり、患者主導となったのです．ここでも、患者さんの協力を得るためには歯科医療者との信頼関係が不可欠となります．

近年、超高齢社会において、50歳代からの体調の変化、親の介護、定年退職などによって生活範囲が狭まり、精神面の不安定さがはじまります．精神的ゆとりの無さから自分自身への関心が低下し、口腔内に関しては食への関心の低下から食の質の低下、栄養の不足などから口腔機能が低下し、齲蝕や歯周病によって歯の喪失に至る前フレイル期からの支援が今後の歯科医療に求められます．

こうした歯科医療の超高齢社会への取り組みは、高齢者のQOL向上への早期の取り組みが期待されています．ここで必要なのは、人間的なコミュニケーション能力であり、その結果得られる患者からの信頼なのです．

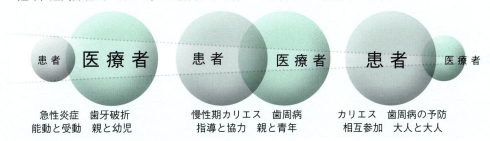

図　疾病構造の変化と患者医療者関係の変化

COLUMN
マズローの欲求論　A.H.マズロー[26]

患者さんの歯科医院に望むことも千差万別です.

それぞれの状況から,以下のような望み(欲求)の大別ができます.

①生理的欲求水準:「痛い」「咬めない」といった生理的に正常な状態を損なったもの.⇒最も強い欲求
②安全欲求水準:「穴が空いている」「しみる」といった生理的安全が損なわれる危険を感じるもの.
③社会所属欲求水準:「かけた」「差し歯がとれた」「口臭が気になる」といった歯の社会的側面に問題が生じているもの.
④尊重欲求水準:「もっと白いきれいな歯に」「歯並びを良くしたい」など,自分の歯をより良くしたい,人からうらやましがられたいといったもの.
⑤自己実現:生涯健康で美しい自分の歯でいたい」といった誰もが望む理想の状態を求めるもの.

という具合に,その欲求は①⇒②⇒③⇒④⇒⑤の順番に強い.

食うに困っている人は車を手に入れたいとは思わないし,まず,食べ物を求めるでしょう.

低いレベルの欲求(低次欲求)は,高次欲求よりそのニーズは大きいのです.

低次欲求が満たされない(100%でなくても)と,より高次の欲求は生まれません.

満腹でなくても食べるものがわずかに手に入り,飢えをしのぐことができれば,次の危険を感じ,食べ物を確保しようとすることでしょう.

マズローは,人間の欲求をこのように分析しています.

あなたも,歯髄炎で今痛みのある患者さんが,抜随処置後,治療にお出でにならなくなるという経験があると思います.痛い状態での原因の説明や治療の必要性を訴えても,そのことをほとんど覚えていないのはこのせいなのです.

まず,痛みを止めて(決して抜随処置,根管形成などの必要はない),生理的欲求水準がある程度満たされると聞く耳を持ってくれるようになる.それから話したことは冷静に,「もうこんな痛いのは嫌だ」という思いとともに受け入れられやすいのです.しかし,このとき,何もアプローチしないと「よかった,これで痛みが治った」と治療への欲求はなくなり,安心感から次の高次欲求はうまれず,来院の負担や治療に対する恐怖感が勝り,来院しなくなるわけです.

痛みなどの緊急な状態のときほど,患者さんは自分に起きた病気の状況を感覚的に感じやすく,積極的な歯科治療への参加を期待できるチャンスなのです.このときに,病気の原因が何であるか,原因解明のための診査の必要性などをお話しできれば,ごく自然に歯科疾患に対する積極的な行動を示して頂けると思います.

片山恒夫先生[27]が「治療の最初に予防のアプ

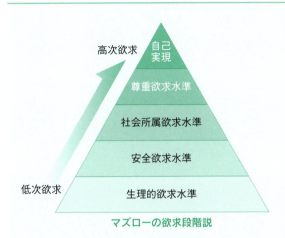
マズローの欲求段階説

ローチをしないと，あとからでは決して身に付かない」とおっしゃるのも，この欲求の心理に合致しています．

治療が終わってからブラッシング指導をしても拒否感を示したり，メインテナンスを勧めても来院しなくなってしまったりするのは，この欲求の理論から当然のことなのです．歯科医療に対する欲求が消失してしまったからなのです．

人間の欲求（欲望）について学ぶことで，人の行動が見えてきます．

例えば，ルイ・ヴィトンのバッグ．今や女子高生でも持っているこのバッグ．もし，このバッグが，ただ物を入れて運ぶだけのものであったら，コンビニのレジ袋でも事足りてしまう．それでは，なぜヴィトンでなければいけないのか？ 表参道のルイ・ヴィトンのお店で，店員はルイ・ヴィトンの歴史やすぐれた品質，例えばたばこの火を押しつけても焦げないモノグラムの素材のすばらしさを説明し，商品を売ろうとはしないでしょう．当然，買う側もそんなことはどうでも良い．ルイ・ヴィトンを持っているあなた，ルイ・ヴィトンの歴史を知っていますか？

当然，食うに困るような人がヴィトンを持とうとは考えないでしょう．

このように，その人の背景にあるさまざまな因子：ナラティヴが欲求そのものに大きく影響しているのです．それは歯科医療の現場においても同じことです．

医療者の支援によって，患者さんの欲求は低次欲求から次第に高くなり，予防を望んだり，将来の口腔の健康に対する期待を持ったりすることができるようになることが患者さんの満足につながるのです．治療で患者さんの希望を満たすだけでなく，患者さんの満足や安心感からくる自己実現は，家族や友人，同僚などに伝播し，医院への感謝の気持ちから新たな患者さんの紹介に結びつくのです．

このような自己実現の域に達した患者さんを，デンタルミッショナリー：歯科伝道者とパンキー先生は言いました（デンタル IQエレベーション，26頁参照）．

歯科医療者の役割は，単なる技術の提供ではなく，歯科医療の素晴らしさを伝える患者さんを創ることも，歯科医療者の大切な役割なのではないでしょうか？

問診 vs インタビュー：双方向性のコミュニケーション

歯科医療におけるコミュニケーションというと，思い浮かぶのは「問診」「治療説明」，最近では「インフォームド・コンセント」「医療面接」などがあげられるでしょう．

問診は，例えば，歯科医「どんなふうに痛みますか？ 冷たいのにしみますか？ ズキズキしますか？」，患者「冷たいのがジーンと痛くて飲めません」とワンパターンな診断のための情報収集となり，治療説明は，患者さんが説明を望んでいようがいまいが治療の前にされ，インフォームド・コンセントでは，説明することで患者さんに治療の同意を得ようとするのです．歯科医療者は，患者さんに情報を与えたり指導したりすることにはなれていますが，患者さんの声に耳を傾ける"聴く"ことに慣れていません（COLUMN："聴く"ことの難しさ参照，次頁）．

ここで大切なことは，歯科医療におけるコミュニケーションは「双方向性」である必要があるということです．「医療面接」が最近重要視されているのは，患者中心の医療を展開するためには，どうしても双方向性のコミュニケーションが必要となるからなのです．

コミュニケーションは，お互いの意思疎通のために行われます．

意思疎通には双方が理解しあうための，図のようなコミュニケーションのプロセスがあります．

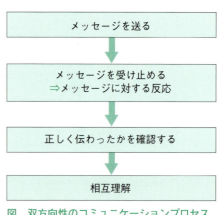

図 双方向性のコミュニケーションプロセス

1. メッセージを送る

歯科医療者は，メッセージを患者さんに好感をもってもらえる表情，しぐさ（受容の表情）で，専門用語もできるだけわかりやすい言葉で表現し伝えます．

患者さんは歯科医院に話をしにきたのではないので，はじめから話す準備はできていないことを忘れてはいけません．また，患者さんが意識的にわかりやすい表現でメッセージを送ってくれることは望めません．そして何よりも重要なのは，患者さんがこのメッセージを聞く耳を持っているかです（COLUMN："聴く"ことの難しさ参照）．

COLUMN
"聴く"ことの難しさ

コミュニケーションというと，治療説明や診断のための問診を臨床の場面では思い浮かべます．

歯科医療者は，患者さんに情報を与えたり指導したりすることには自信がありますが，患者さんの声に耳を傾ける"聴く"ことに慣れていません．

前述のように，聞く耳を持たない患者さんに行う説明や指示，指導がどれほど無意味で時間の浪費になるかは，すでにわかっていただけたと思います．

そのうえ，患者さんとの良い人間関係ができあがる前に行われる不用意な指示や指導はかえって信頼をそこね，人間関係を悪くする要因となるのです．

患者さんが，自分が変わる必要があることを自分の言葉で話し，その言葉を自分の耳で聞いたときに，はじめて患者さんは変わるのです．

患者さんが変わるのを手助けできるポイントは，「自分自身について語ってもらえるようになる」技法を身につけることです．

これが，耳を傾けること"傾聴"です．

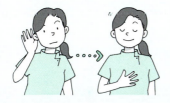

「誤った行動を患者さんに十分理解させれば，患者さんは変わる」といった考えでのアプローチに対して，デンタルインタビュー(Dental Motivational Interviewing)ではまったく反対の立場をとります．

歯科医療者が，患者さんの誤った行動をありのまま，否定することなく受け入れることが患者さんを変えるのです．

誤った行動を理屈で否定し，改善を促せば，それは変わることへのプレッシャーとなり，かえって変わることの妨げになってしまうのです．

例えば，痛くなるまで虫歯を放置していた患者さんに「どうしてこんなになるまで放っておいたのですか！」，歯磨きをしない患者さんに「どうして歯磨きしないのですか！」と怒ることが，どれほど意味がなく，効果のないことであるかは，きっと経験があることと思います．

ここまで読み進めてすでに十分に理解されていることも，読んで理解するだけでは実践することはできません．実際に行うことは，ただ読んでわかることより遥かに難しいのです．

理論だけの頭でっかちでは，何の意味もありません．わずか15分ほどの時間で，ほとんどの患者さんに応用できると思います．

このスキルを身につけるのは，どうしても臨床での意識的な練習が必要です．

繰り返し，振り返ることで確実にスキルアップするでしょう．

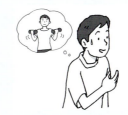
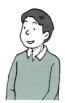

2. メッセージを受け止める

　患者さんがメッセージを受け止めるためには歯科医療者が発するメッセージに対し"必要性や興味を感じているか"が重要です．

　歯科医療者は，患者さんからのメッセージを理解しようとする姿勢が大切です(マインド)．聴くための時間の確保，環境整備も聴く姿勢のひとつといえるでしょう．キャリアが長ければ長いほど，過去の経験から以前あった患者さんの例と照らし合わせてしまう先入観が邪魔をして患者さんのメッセージをありのままに受け取れなかったり，メッセージを十分聴き出せなかったりします．

⇒メッセージに対する反応(どのように理解したか)

　患者さんは，歯科医療者からのメッセージを，表情，しぐさ，言葉で，どのように受け止めたか表現します．マイナスの反応(嫌悪)の場合，うわの空，暗い表情，訂正や反論があり，プラスの反応(好感)の場合，身を乗り出す，明るい表情，肯定や同意があります．歯科医療者は，患者さんによって受け取り方(感受性)が違うことを忘れてはいけません．先入観が邪魔をします．

3. 正しく伝わったかを確認する

　多くの場合，患者さんの反応を確認することをせず，思い込みでコミュニケーションが進行してしまいます．患者さんの反応をそのまま(言語・非言語とも)繰り返し表現する繰り返しの技法で，正しく伝わったかどうか確認が必要です．患者さんの好感が得られれば相互理解となりますが，嫌悪の表現があれば訂正，修正が必要です(図：コミュニケーションの基本姿勢参照 → p.114)．

⇒相互理解：やり取りの結果として双方が十分に理解し合い，お互いに好感を持てる関係になる"イイ感じ"

Episode-28 ▶▶▶ 治療計画提示の魔法

　ある日，患者さんとの治療計画についての相談が終わり，患者さんがお帰りになるとき，ドアを開けた患者さんが，そこにいたスタッフとぶつかりそうになりました．

　患者さんがお帰りになった後で，「何を盗み聞きしていたの？」と聞くと，私がいとも簡単に契

約を成立させるので何か特別な"魔法"でもあるのでは？　と聴き耳をたてていたというのです．

院長は「治療費については，遠慮なくコンサルタントに相談してください」と言って私と話を交代します．私は決して治療を勧めたり，売り込んだりすることはありません．その患者さんの考えや質問，心配などを聴いて，無理のないお支払いのプランを立てるだけです．

私は思うのです．私のところに来る前に，患者さんの気持ちはすでに決まっているのです．私がしていることは，患者さんの意志の確認と安心のためにお話を伺っているに過ぎないのです．

私の説得力とかコミュニケーション能力とか，決して話術的な"魔法"などないのです．

私のところに来たときに，すでに患者さんの心が決まっているのは，初診からの当院のシステムがそうさせているのです．

不思議なことは何もないのです．

人間が意思決定するプロセスを，医院のシステムとして取り入れただけなのです．

初診からはじまる医院のすべての働きかけが，患者さんを動かすのです．

医院のスタッフ，院長の態度，雰囲気や目に入るもの，聞こえるもの，治療のプロセスでの体験が，患者さんを健康行動へと導き，医院との信頼関係を築いていくのです．

それは決して魔法でもなんでもない，人と人との信頼関係が構築されるプロセスなのです．

山田圭子

"患者中心"と，歯科医療においてもよく耳にしますが，すでに1984年には明確に定義されているのです．

歯科医学的根拠に基づいた，いわゆるエビデンスに偏った医療者中心の医療，問題解決型(POS)とは違い，患者中心の歯科医療者の役割は"患者さんが口腔の健康を自分のものとしてとらえ，自分で考え決断し，行動することを支援する"ことが求められます．このように，現代医学の科学的な診断・治療(EBM)に加えて，ただ病気の症状を改善することや治すことばかりではなく，

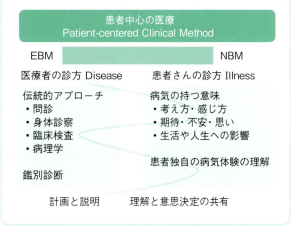

図　エビデンスとナラティブに基づいた患者中心の医療
After Levenstien(1984)et al in Stewart an Roter(1989)and Stewart et al(1995 & 2003)

病気を持った一人ひとりの患者が抱える諸々の事情や経緯といった患者さん独自の物語(ナラティブ)に配慮し(narrative-based medicine：NBM)，オーダーメイドの検査や治療，予防の方針を立て，EBMに基づき，なおかつ患者と歯科医師の双方が納得いく治療を展開する臨床技法が「患者中心の医療」です．

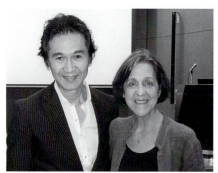

2016年8月 リタ・シャロン先生と筆者

これは決して患者さんの望み通りの医療を無批判に提供するということではありませんし，「○○様」と患者さんをお客様扱いするだけの商売上の利害関係前提の医療でもありません．むしろ，患者さんが気づいていない問題点を治療(予防)する場合など，個別事情と歯科医師の臨床判断が激しく対立することがあり，どのような対応によって患者さんが自らの問題点に気づき，意識や行動を変えることができるか？　が歯科医院の考え方や診療システムとして問われることになります．どちらかというと，患者と医療者の共同作業で医療を作りあげていくというイメージが近いかもしれません．

日常，無意識に行うコミュニケーションも，意図を持って実践しようとなると前述のようなエビデンスに基づく習得すべき項目があり，これらの新しいコンテンツは実践するうえの大切な指針となります．患者中心の歯科医療実践には，この仕組みを理解し，日常臨床の中で自分のものにすることが必要です．

このような患者中心の医療は，2000年コロンビア大学においてナラティブメディスン・プロジェクトとしてスタートし，全世界的な注目を集めています．

その中心となるリタ・シャロン[28]先生は，ヨーロッパ，オーストラリアなどにも自ら足を運び，世界レベルでこのプロジェクトの波を波及しています．2015年，2016年に来日し，私は歯科医師として唯一，直接指導を受ける機会を得ることができました．「今は世界的に広まったこのプロジェクトも，最初は私一人からはじまりました．歯科医療にもナラティヴはとても大切です．あなたが歯科医療の波を創るのよ」とシャロン先生に励まされました．

歯科医療が，国民から尊敬され，感謝され，歯科医療者が幸せになるためには，真の患者中心の歯科医療が必要なのだと思うのです．

COLUMN
Quid Pro Quo

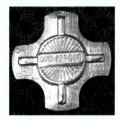
父の胸のピンバッジ

"something that is given to you or done for you in return for something you have given to or done for someone else."
　　　　Merriam-Webster

「あなたが与えたり行ったりしたことは，他の誰かによって与えたり行ったりしたこととして報われるのです」　ウェブスター辞書

パンキーインスティテュートのロゴマーク

　Cross of Life，Cross of Dentistryを示すパンキーインスティテュートのロゴマークの中央にあるこの"Quid Pro Quo"の意味は，ここからきているといわれています．

　父のジャケットの胸にいつもあったこのピンバッジ．

　私が出会った偉大な歯科医師たちは，誰もが見返りを求めることなく知り得るすべてを教えてくださいました．

　私にとってそれは，お金には代えがたいとても貴重な言葉でした．彼らはなぜそんな言葉を無償で伝えたのでしょう？

　それは，歯科医療の将来のため？　歯科医療への思い？　感謝？　使命感？

　日本には「恩送り」[29]という言葉があります．「恩返し」と言いますが，恩を受けた相手にそれ相当の恩を返すことは並大抵のことではありません．親切にしてくれた当人へ親切を返そうにも適切な方法が無い場合に第三者へと恩を「送る」恩を返す相手が限定されず，比較的短い期間で善意を具体化することができると考えされてきたのが「恩送り」なのです．

　「情けは人のため為ならず」「情け(=親切)は，いずれは巡り巡って(他でもない)自分に良いことが返ってくる(だから，人に親切にしておいた方が良い)」という意味の表現です．
　A kindness is never lost
　(親切は決して失われないので実行しよう)

　誰かから受けた恩を，自分は別の人に送る．そしてその送られた人がさらに別の人に渡す．そうして「恩」が世の中をぐるぐる回ってゆくということ．社会に正の連鎖が起きるのです．

　英語圏では「恩送り」に相当する概念が，Pay it forwardと再認識されるようになりました．

　Pay it forward or paying it forward refers to repaying the good deeds one has received by doing good things for other unrelated people.

　この"Pay it forward"をテーマに小説『ペイ・フォワード 可能の王国』[30]が書かれ，この本のアイディアをもとにペイ・イット・フォーワード財団が設立されました．この財団は学校の生徒，親，教師に，このPay it forwardの考え方を広める活動をしています．

　人の「恩」はめぐり，必ず歯科界にも正の連鎖をもたらすことでしょう．

Episode-29 ▶▶▶ 最高の歯科衛生士

山田桂子

　ある歯周病の患者さんが，歯を抜くことを嫌がっていたにもかかわらず，セルフケアに対して熱心に取り組むことができず，ブラッシング指導の途中で来院が途絶えてしまいました．

　1年後，連絡があり来院したとき，彼女は泣きながら縋ったのです．「助けてください．子どもの授業参観に行ったら，お母さんのことお化けだって友達に言われたから，もう来ないで」と子どもに言われたのだそうです．家に帰り，あらためて自分で鏡を見て驚いたのです．「やっぱり私は，お化けです．先生と歯科衛生士さんのいうことを聞きますから，どうぞ助けてください」診せて頂くと，1年前，抜かずに保存するはずだった歯が抜け落ち，前歯は，離開してその歯が伸びて，山姥のようになっていました．

　それが，子どもの目からはお化けに見えたのでしょう．

　彼女は，院長があらゆる技術を駆使し，歯科衛生士の支援によって，日々明るさを取り戻しました．

　治療が終わり何年か後のメインテナンスの日，彼女は DHに「自分で治しました」と言ったそうです．担当した歯科衛生士は，「これはどういう意味なのか？」と院長に報告したそうです．

　院長はその話を聞いて，「歯は自分のものだということを意識させ，セルフケアをそこまで自立させたのは，素晴らしいことだ．君は最高の歯科衛生士だよ」と称賛していました．

　指導するのではなく，健康な歯の存在に支援者として患者さんに寄り添い，互いに賞賛し合える関係は，医療者としての本来の歯科衛生士の姿なのだと思います．

　患者さんは，いつも院長だけでなく，そんな歯科衛生士に感謝の眼差しと希望を抱くのです．

Epilogue
エピローグ
あとがきにかえて

Legend
of
Dentistry

"伝説の歯科医療"が育む
　　歯科医師の成長"心"

　最初は皆，歯科治療を"腕"でしようと技術を磨く．
　そのうち，経験と知識を活かし，"頭"で治療しようとする．
　でも，結局は"心"が治療するのです．

　最後に，父，山田康彦がYDRGを共に設立し，最も親しく歯科医療を語り合った早乙女勉先生のプレジデント就任のあいさつを，若き歯科医師たちへ送りたいと思います．

1975年
　近代歯科医療（モダンデンテイストリー）の灯は，保険医療を中心とした，現在の日本の歯科医療にあきたらなく思っている多くの先進的歯科医の心の中に一灯一灯ともされ，その心の中深く燃え続けております．
　一灯一灯ともされる毎にこの愛の灯は正しい歯科医療の普及となって，社会の人々の心の中に絶えることない糧となり，われわれ歯科医の力強い協力者の姿となって燃え続けるのです．
　まさに情熱の炎です．
　会員一人一人にとっては本当にささやかな明るさですが，灯の増える度に少しずつ，少しずつ明るくなって参ります．そして，やがてその炎の中に未来に向かっての希望が見えて参ります．
　これこそわれわれの生きる希望であり，使命であり誇りであります．
　患者に対する愛の思想より出発したこの医療を，現実に実施することの困難さは，現社会に於ては並大低のことではなく，ともすればジレンマに陥り目の前に立ち塞がっている厚い壁に幾度か突き当り，その壁を乗り越えるのに又，人知れず悩み抜き，食欲減退をおこし，あえぎ，苦しみ，今更引き返す事のできない，意地と使命感により，勇気を奮い起し僅かながら歩みを進め，その先に，やがてあのトンネルを抜け出したとき，ほっとした小さな光明を見出し，当面した者のみ知る喜びを噛みしめ「良くぞDentistに生まれたり」と心に叫び，束の間の笑みを味あう事を繰り返して参りました．

　医神アポロの愛を受け継いで，実践し続けようという努力こそ，真の医療と言うべきと信じているのです．

Epilogue

　現在の様に，医師を中心に考えられている医療，医師の生活の為に在るとしか考えられない医療の中に，この様に真剣な医療をひたむきに求めて歩む我等グループは，一致団結して爽やかなデンティストリーに地道に一歩一歩その普及のために努力しなければならないのであります．

　愛情を持って患者に接し，相談に乗るべきだと思います．

　薬害を当然予想しながら大量の投薬をする医師．医原性疾患を予測しながら点数を上げる為，不良補綴物を入れる歯科医等々，間違った医療が平然と行われている現実の中に在って正しい医療を行って行こうとする姿こそ愛で在り，神であると思います．

　一人の医師が生きていることが周囲に喜びを，その喜びの波紋が，次第に大きく広がって行く…こんな医療を実践できる医師になることが医師としての最終目的ではないか，と確信いたします．

　技術だけ上達し高級な仕事ができることだけが目標になってしまうと，此処に愛の無い，打算だけの医療ができ上がってしまいます．

　　　　「愛の無い医療は医療では無い！」

　先ずわれわれだけは何時までもこの姿のまま頑張り続けたいと思います．

　あれから40年．伝説の歯科医療が彼らを奮い立たせたように，伝説の歯科医療を伝えるこの本の物語が，あなたの心に火をつけ，変革の炎が伝播し，光となって歯科医療の未来を照らすことを願って止みません．

　父は，歯科医師会の後輩歯科医師内田先生ご夫妻に最後の一瞬までこの歯科医療を語り，伝えたことに満足してこの世を去りました．

　「またこれで，幸せな歯科医師が生まれる」と喜んでいたことでしょう．

　幸せに満ちた歯科医師としての人生を，一人でも多くの歯科医師に伝えたい一心で語ったのです．

　山田康彦・桂子の息子として生まれ，歯科医院の後継者として育ち，歯科医師となったその日から，いや，それ以前に，父の後ろ姿から，伝説の歯科医療に触れ，育てられた私は，誰よりも幸せな歯科医師だと思うのです．

父と母がそうしてきたように，私は全力でこの素晴らしい歯科医療を実践し，実証し，伝え，私にかかわるすべての患者さんと歯科医療者がその恩恵に与り，歯科医療にかかわるすべての人が幸せになり，その幸せが次の幸せを生み出すことを願っています．

　そんな語り継がれる素晴らしい"伝説の歯科医療"に感謝を込めて

ありがとう！

追悼
　この本をまさに書き上げようとするさなか，訃報が届きました．
　2016年10月29日，ダリル・ビーチ先生がこの世を去りました．
　そのとき，ビーチ先生との最初の出会いが思い出されました．
　1989年CDC例会でのビーチ先生のご講演のとき，前列に座っていた私にビーチ先生が質問されました．「正しい診療姿勢であるために，いったいどのくらいまで頭を傾けることが許容できるか？」というのです．父から正しい診療姿勢については聞いていたものの，どのくらいかと言われて明確に答えられず，周囲から漏れ聞こえる意見を参考に「30度くらいでしょうか？」と，それでも少なめに答えたのでした．すると「君は身体が柔らかいんだね．若いからね…」と．
　固有感覚を満足する診療姿勢について1,000名以上のデータから導き出した数値は"基準"を創ったのです．
　私にとって衝撃的なビーチ先生との出会いであり，今は感謝に絶えません．
　ビーチ先生の意志はCDCをはじめ多くの歯科医師の心に，強い力となって残ることでしょう．ご冥福を心からお祈りいたします．合掌

父：山田康彦（康人）
歯学博士　ケンビ歯科医療システム研究所主宰
1931～2014

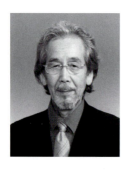

　初代祖父は1907年東京浅草にて開業．関東大震災で倒壊．広島にて原爆に被爆し他界．父は2代目として1953年広島にて開業．1954年父の兄に広島の医院を譲り，東京麻布十番，銀座，新橋の歯科に勤務．1957年四谷にて開業．1958年友人に四谷の医院を譲り広島に戻る．1958年広島にて開業．1959年結婚．1962年広島山田歯科医院閉院．1963年母の実家山梨県にて開業．

1966年　ビーチ先生によるモダンデンティストリーに目覚める．モリタ社スペースライン導入．アポイントメントシステム導入．

1967年　保母須美弥先生師事　オーラルリハビリテーションを学ぶ．

1968年　大阪歯科大学にて学位取得を目指す傍ら，川村泰雄先生，川村貞行先生と出会いODRG,DRIに参加．パンキーフィロソフィー，歯科医療の包括的な展開についての研修を受ける．
　　　　CDC日米臨床セミナーにてパンキー先生と出会い衝撃を受ける．

1972年　米ドラリアム社と提携キャストパーシャルデンチャー専門技工所　山歯技研を設立．米ジェレンコ社にてキャストパーシャルデンチャー特別研修受講．

1973年　山梨デンタルリサーチグループ（YCRG）創設会長

1977年　歯学博士取得
　　　　ODRG，MDRGジョイントミーティング参加．城西歯科大学（現明海大学歯学部）口腔診断科非常勤講師

1880年　理想の歯科医院を目指し，東京代々木に分院開業．城西歯科大学（現明海大学）口腔診断科の研修施設としてグループプラクティスを行う．

1981年　歯科健康管理協会設立．

1982年　カートリッジ式伝達麻酔注射器考案．藤沢製薬から商品化．

1987年　DRIH主催米国ミルウォーキーMDRG会長　ホフマン先生の診療所見学．米国歯科医師会前会長バートンプレス先生自宅に招かれる．医療法人　健美会設立　理事長就任

1992年　保険歯科医療俯瞰　歯界展望　掲載

1996年　スウェーデンイエテボリ大学カリオロジー，ハームスタッドメディカルデンタルセンター研修

2000年　健美会理事長退任，長男晃久医院継承．山梨甲府医院を勤務医に譲渡．

2005年　長年通った患者の熱望にこたえフォローアップ中心のケンビ歯科を開設．ケンビ歯科医療システム研究所開設．"歯科医療学"の研究．明海大学歯学部臨床研修指導医．

以後，確立した予防ベース患者中心の歯科医療を展開，指導．

母：山田桂子
モデリング・ディレクター
表情コミュニケーション研究所主宰

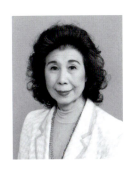

1953年　松竹舞踏音楽学校卒業　SKD 7期生
1957年　松竹歌劇団　ベスト10に選ばれのち退団
1959年　歯科医師山田康彦と結婚．夫の医療ポリシーに共感し患者と医療者をつなぐ相談役となる．
1969年　松竹歌劇団時代に学んだバレエ，モダンダンス，タップダンス，日本舞踊，声楽，演劇をベースに「表情美学」創案．
　　　　表情コミュニケーションの基礎編「表情美学講座」を開講．
1970年　2年連続ミスインターナショナル日本代表を育成，モデリング・ディレクターとして注目される．
1975年　米国ヘレン・B・アンデリン「魅力ある女性」認定講師
　　　　テレビ出演，雑誌掲載，各種コンテスト審査員，山梨県歯科医衛生専門学校非常勤講師，医療・美容会講演多数．
　　　　スチュワーデス試験，選挙演説，研究開発費獲得プレゼン等のモデリングで絶大な効果を発揮．口コミでプライベートレッスンによるモデリングの依頼を全国から受ける．

社員教育等「表情美学講座」「トータルマナー＆表情パフォーマンス講座」開講．

■論 文
　　表情研究Ⅰ「2つの表情写真が人々に与える感情印象測定結果」
　　表情研究Ⅱ「条件をことにする同一人の笑顔の印象結果比較」
　　山梨大学教育学部松岡武名誉教授指導

■著 書
「笑顔と心と会話が創る素敵な歯科医院－プロフェッショナルサービス＆マナー」（医歯薬出版）
「愛されるための表情美学」（アシェット婦人画報社）
「幸運を呼ぶフルスマイル」（アシェット婦人画報社）
「ネオエレガンス表情美人入門」（二期出版）
「もっと良い顔　好かれる顔になる方法」（三笠書房　王様文庫）
「かわいい女（ひと）のちょっとした気の使い方63」（三笠書房　知的生き方文庫）
「"大切な人"の心をつかむ気の使い方」（三笠書房　知的生き方文庫）
「社会人の「常識」BOOK マナーとコツ」（監修　三笠書房　王様文庫）
他多数
HP：http:www.7.ocn.jp/~kmb
「表情美学　山田桂子」　検索

私：監修　著者：山田晃久

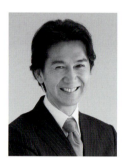

1907年から続く歯科医院の3代目
1987年　大阪歯科大学卒
　　予防から治療，メインテナンスまで一貫したシステムを持つ父，山田康彦の分院　東京渋谷　山田歯科医院勤務
1988年　CDC（コンジニアル・デンティストクラブ）参加
1989年　経営上独立，同院院長
　　心理学，カウンセリングを応用した診療システムの見直し
1994年　プログレス歯学研究会設立，代表
　　患者中心の歯科医療実践のための研究，学習
2003年　ザ・クインテッセンスにプログレス歯学研究会設立から10年間の臨床を振り返る論文掲載

■主な出版物・論文
2003年8月〜12月　ザ・クインテッセンス
　　「デンタルインタビューの概念と技法－新世紀型歯科医療のコミュニケーション」
2005年1月〜6月　ザ・クインテッセンス
　　「未来型歯科医療のベーシック－「双方向」の医療に必要なコミュニケーション」
2006年2月　デンタルダイヤモンド社
　　歯内療法のインデザイン　青木慎一郎・編
　　「対患者コミュニケーション―術前・術中・術後―」
2007年5月，9月　ザ・クインテッセンス
　　「若い読者のための Communication Q&A」
2009年1月〜7月　ザ・クインテッセンス
　　「明日から使える Dental Interview 講座　"患者さんの本当の気持ち"わかっていますか？」
2009年9月・10月（前・後編）ザ・クインテッセンス
　　「総合治療医の真髄　デンタルインタビューがつ

くる患者中心型歯科医院システムの構築　前編・後編」トランスディシプリナリー統合型歯科医療による長期安定へのプロセス」
2010年3月　日本歯科評論
「患者さんを変える"変患力"〜モチベーションを上げる一手〜デンタルインタビュー で変える」
2013年7月 QDT 欠損歯列・困った症例　補綴設計のヒント　第7回　クラウン・ブリッジ「上顎臼歯部多数歯欠損」
2014年7月　ザ・クインテッセンス　時代をつかむトピックス management
すべての始まりは対話から①「知らない人のことを本当に真剣に診られるのか？」　②「マネジメントで患者が変わった」　③"変わる！医院システムデザイン"」
2015年10月ザ・クインテッセンス　特集3　新しい患者中心の概念"コンプライアンスからコンコーダンスへ"コンコーダンスモデルを実現するデンタルインタビューの実際

■ 主な講演

東京都港区歯科医師会 ADA
「患者さんとのより良いをつくりあげるために―初診で来院する新患にどのようにアプローチしてゆくか」

和歌浦歯学研究会　和歌山
「患者さんをもっと知りたい―コミュニケーション再考―デンタルインタビューの応用」

歯科臨床研究会　さくらの会　東京
「歯科臨床における新しいコミュニケーションの概念」

大阪歯科大学滋賀県同窓会
「臨床におけるコミュニケーションの役割―デンタルインタビューの概念とその実践」

ODRG 総会　大阪
「歯科医療におけるコミュニケーションの力―技術を補完するデンタルインタビューの重要性」

第5回日本国際歯科大会　横浜
「患者中心型オフィスの診療モデル―患者自立支援型予防歯科医療実践のためのコミュニケーションモデルによる診療システムの構築―デンタルインタビューの概念と役割」

デンタルコングレス21　大阪
「最新歯科医療技術を補完するもの…コミュニケーション」

群馬県前橋市歯科医師会　群馬県前橋市
「最新の歯科医療技術を補完するもの―デンタルインタビュー　Paradigm sift in Dentistry」

第39回日本ピエールフォシャールアカデミー
国際歯学会年次大会新潟大会学術講演
「Dental Interview」

Dental Interview Secret Seminar
通年開始2010年〜
大阪生野区歯科医師会講演
CDC50周年記念講演会
第6回日本国際歯科大会　講演
鹿児島県姶良歯科医師会講演
福島県歯科医師会講演
北日本口腔インプラント研究会講演
北海道歯科学術大会講演
第4回ナラティヴコロキウム講演
他

参考文献

1) コンラート・ローレンツ（日高敏隆, 大羽更明訳）：文明化した人間の八つの大罪　新装版. 新思索社, 1995.
2) パフォーマンスロジック学術記録集編集委員会編：ゼロからの軌跡. システムプランニング, 1988.
3) L. D. Pankey, W. J. Davis（山田忠生, 川村邦雄, 若林益郎訳）：パンキーフィロソフィ. APA, 1991.
4) L. D. Pankey, W. J. Davis：A Philosophy of the Practice of Dentistry. Medical College, 1985.
5) 川村泰雄：ホリスティックデンティストリーの実践. クインテッセンス出版, 1991.
6) L. D. Pankey（川村貞行訳）：パンキー歯科診療哲学. デンタルリサーチインターナショナル, 1980.
7) CDC創設50周年記念誌編集委員会編：CDC創設50周年記念誌. Congenial Dentist Club, 2011.
8) 大津晴弘：オピアンキャリア法. クインテッセンス出版, 1989.
9) M. W. Lockard（山田忠生, 川村邦雄訳）：ザ・デンタルフィロソフィ　成功への哲学. APA, 1987.
10) ウィリアム・オスラー（日野原重明, 仁木久恵訳）：平静の心―オスラー博士講演集　新訂増補版. 医学書院, 2003.
11) サイモン・シネック（栗木さつき訳）：WHYから始めよ！―インスパイア型リーダーはここが違う. 日本経済新聞出版社, 2012.
12) 澤渇久敬：医学の哲学. 誠信書房, 1981.
13) アレキシス・カレル（渡部昇一訳）：人間　この未知なるもの―人間とは, いかなるものか何が人生の原動力になるのか. 三笠書房, 2007.
14) 山田桂子：笑顔と心と会話から創る素敵な歯科医院―プロフェショナルサービス＆マナー. 医歯薬出版, 2006.
15) J. Allen（坂本貢一訳）：「原因」と「結果」の法則. サンマーク出版, 2003.
16) Contiuum '80–The Journal of the L.D. Pankey Institute, 1980.
17) P. F. ドラッカー（上田惇生訳）：現代の経営（上）ドラッカー名著集. ダイヤモンド社, 2006.
18) クレイントン・クリステンセンほか：イノベーションのジレンマ―技術革新が巨大企業を滅ぼすとき（Harvard Business School Press）. 翔泳社, 2001.
19) イヴァン・イリッチ（金子嗣郎訳）：脱病院化社会―医療の限界. 晶文社, 1979.
20) ルネ・デュボス（木原弘二訳）：人間と適応―生物学と医療. みすず書房, 1982.
21) P. E. Dawson（下総高次監訳）：オクルージョンの臨床　その理論・診断・治療. 医歯薬出版, 1976.
22) 大段智亮：病気の中の人間―医療の人間学序説. 創元医学新書, 1958.
23) エベレット・ロジャーズ（三藤利雄訳）：イノベーションの普及. 翔泳社, 2007.
24) ローラン・ピリング：HOLISTIC DENTISTRY No.1, 2, 3　ローラン・ピリング講演集　信頼の架け橋. 大阪デンタルリサーチグループ, 1985.
25) J. O. Prochaska：Systems of Psychotherapy：A Transtheoretical Analysis. 8th ed, Brooks/Cole Pub Co, 2013.
26) A. H. マズロー（小口忠彦訳）：人間性の心理学―モチベーションとパーソナリティ. 産能大出版部, 1987.
27) 片山恒夫：歯槽膿漏―抜かずに治す. 朝日新聞社, 1990.
28) R. Charon（斎藤清二, 岸本寛史訳）：ナラティブ・メディスン―物語能力が医療を変える. 医学書院, 2011.
29) 中村文昭：非常識力. でっかいことを考える, カッコいい大人になれ！　PHP研究所, 2007.
30) キャサリン・ライアン・ハイド（法村里絵訳）：ペイ・フォワード―可能の王国. 角川書店, 2000.

最新のエビデンスとナラティブが今,解き明かす
伝説の歯科医療
　　　　　　　　　　　　　　　ISBN978-4-263-44486-3

2016年12月20日　第1版第1刷発行

　　　　　編著者　山　田　晃　久
　　　　　発行者　白　石　泰　夫
　　　　　発行所　医歯薬出版株式会社
　　　　　〒113-8612 東京都文京区本駒込1-7-10
　　　　　TEL.(03)5395-7638(編集)・7630(販売)
　　　　　FAX.(03)5395-7639(編集)・7633(販売)
　　　　　　　　http://www.ishiyaku.co.jp/
　　　　　郵便振替番号　00190-5-13816

　乱丁,落丁の際はお取り替えいたします　　印刷・教文堂／製本・皆川製本所
　　　　　　　　© Ishiyaku Publishers, Inc., 2000. Printed in Japan

本書の複製権・翻訳権・翻案権・上映権・譲渡権・貸与権・公衆送信権(送信可能化権
を含む)・口述権は,医歯薬出版(株)が保有します.
本書を無断で複製する行為(コピー,スキャン,デジタルデータ化など)は,「私的使用
のための複製」などの著作権法上の限られた例外を除き禁じられています.また私的使用
に該当する場合であっても,請負業者等の第三者に依頼し上記の行為を行うことは違法と
なります.

|JCOPY|＜(社)出版者著作権管理機構 委託出版物＞
本書をコピーやスキャン等により複製される場合は,そのつど事前に(社)出版者著作
権管理機構(電話 03-3513-6969, FAX 03-3513-6979, e-mail：info@jcopy.or.jp)の許諾
を得てください.